U0200047

温治江大夫临证主张辨证论治与专病专治专方结合，临床上善于诊治心脑血管病、中风、冠心病及各类心律不齐、咳嗽、慢支、哮喘；各类急慢性胃炎、慢性腹泻、肾病、痹症。神经血管性头痛、眩晕、失眠及男、妇两科常见多发病、老年科病，及中晚期癌症患者的中医治疗。

温治江　著

温治江中医临床实践辑要

学苑出版社

图书在版编目(CIP)数据

温治江中医临床实践辑要/温治江著. —北京:学苑出版社,2010

ISBN 978-7-5077-3502-4

Ⅰ.①温… Ⅱ.①温… Ⅲ.①中医学临床-经验-中国-现代 Ⅳ.R①R249.7

中国版本图书馆 CIP 数据核字(2009)第 025869 号

责任编辑:陈 辉
出版发行:学苑出版社
社 址:北京市丰台区南方庄 2 号院 1 号楼
邮政编码:100079
网 址:www.book001.com
电子信箱:xueyuanpress@163.com
销售电话:010-67601101(销售部)、67603091(总编室)
经 销:新华书店
印 刷 厂:北京市广内印刷厂
开本尺寸:890×1240 1/32
印 张:6.5
字 数:100 千字
印 数:1—3000 册
版 次:2015 年 1 月第 1 版
印 次:2015 年 1 月第 1 次印刷
定 价:26.00 元

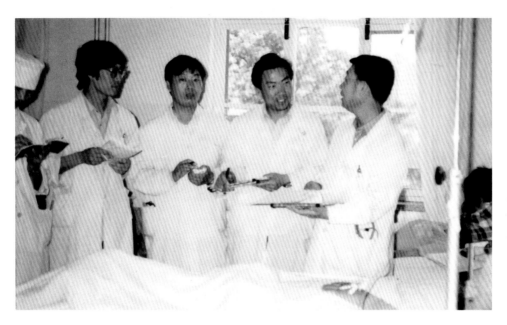

作者跟王永炎院士查房（右一为王永炎院士，右二为作者）

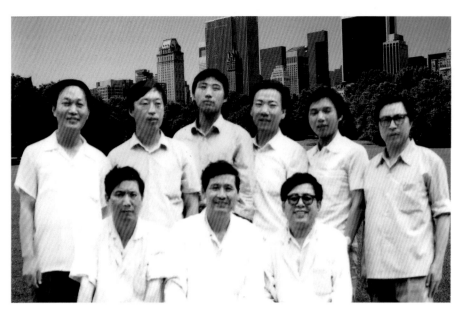

作者与姜良铎教授合影（前排右一为姜良铎教授，后排右三为作者）

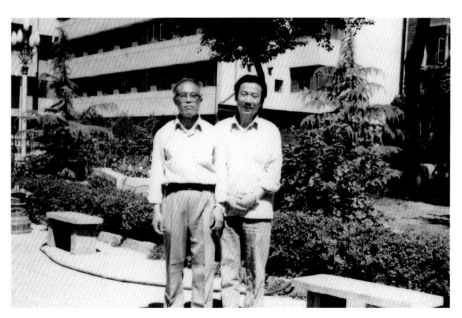

作者与江扬清博士合影

杨 序

　　温治江主任医师自毕业以来一直从事中医临床教学和科研工作，凡四十余载。他受教于全国著名中医学家赵绍琴、刘渡舟、董建华、焦淑德等国医大师，在国家三级综合医院中医科的工作中每日诊治大量的内、外、妇、儿各科常见多发病及疑难杂病，积累了大量临床经验。在中医理论方面通过临床实践对《内经》中部分条文提出了自己独特的认识和见解，在临床实践中不但总结了成功的经验，也探讨了失败的教训和之所以失败的原因。他主张辨证论治和专病专方相结合；中西医结合。在吸取和应用前人经验的基础上，又有自己的大胆创新，总结出了大量在临床上有显著疗效的治专病方。他用朴素平实的语言，把他积一生之工作集磊叙述了出来，与同道共享和切磋。此书优适合初学中医和已有一定中医基础的临床工作者参考之。

杨连柱

2014 年 12 月

自 序

　　几十年来我用中医中药治好了无数常见多发病，也治愈了不少疑难杂症。不仅治病，我还用中医理论教人预防疾病，锻炼身体，延年益寿。近四十年临床生涯，有成功的经验，有失败的教训，整日忙于诊务无暇著述。今有感于同事正值事业巅峰之际英年早逝，我也有后代在行医，有责任将我这些年的亲身经历写出来，使我的同道不至于走我的弯路。想及于此我不揣浅陋，如实陈述自己对于一些问题的看法和见解。其中难免有不少疏漏或谬误之处，再加平日疏于文墨，拙笔在所难免。但为与同道交流切磋也顾不了许多，愿请同道贤达斧正。在本书的写作过程中得到杨连柱教授、张汉涛主任医师、王隽田主任医师的鼎力帮助和指导，在此一并鸣谢。

温治江

2014 年 10 月

目 录

一、诊病经验 ……………………（1）

（一）型体望诊………………（1）

（二）面色望诊………………（2）

（三）眉毛望诊………………（3）

（四）眼睛望诊………………（4）

（五）望口诊病………………（4）

（六）舌诊……………………（5）

（七）人中沟望诊……………（5）

（八）颧骨望诊………………（6）

（九）鼻头望诊………………（6）

（十）手诊……………………（7）

（十一）四肢望诊……………（7）

（十二）脉诊略说……………（7）

（十三）切诊身体法 …………………………………（ 8 ）

二、感冒的治疗 ……………………………………（10）

　　（一）治上感选方用药细说 ………………………（10）

　　（二）关于热入血室的问题 ………………………（18）

　　（三）老年人感冒 …………………………………（21）

　　（四）感冒与旧病 …………………………………（23）

三、胃脘痛及其他胃病治法之我见 ……………………（25）

　　（一）分型论治 ……………………………………（25）

　　（二）顽固而复杂的胃脘痛 ………………………（31）

　　（三）嗳气与旋复代赭汤 …………………………（31）

　　（四）心下痞与泻心汤 ……………………………（33）

　　（五）呕吐 …………………………………………（35）

　　（六）妊娠呕吐 ……………………………………（37）

四、大便异常治疗心得 …………………………………（38）

　　（一）痛泻 …………………………………………（38）

　　（二）五更泻 ………………………………………（40）

　　（三）溃疡性结肠炎 ………………………………（41）

　　（四）真人养脏汤与老年人肾阳虚腹泻 ……………（44）

　　（五）便秘 …………………………………………（45）

五、几种肺系病治疗实践录 ……………………………（49）

　　（一）哮喘治法探讨 ………………………………（49）

　　（二）四例支气管扩张治后 ………………………（56）

（三）过敏性咳嗽…………………………………（58）

六、肝胆病治疗点滴 ………………………………（61）

（一）急性胆囊炎…………………………………（61）

（二）慢性胆囊炎…………………………………（64）

（三）肝炎治疗的体会……………………………（65）

七、治冠心病方药杂谈 ……………………………（69）

八、治中风杂谈 ……………………………………（73）

（一）关于分型问题………………………………（74）

（二）关于病因……………………………………（74）

（三）用药物治疗的思路…………………………（75）

（四）补阳还五汤用法之我见……………………（79）

（五）一些类似中风病的治疗……………………（81）

（六）几个值得讨论的问题………………………（83）

（七）关于大黄、豨莶草的运用…………………（84）

九、神经系统精神疾病治疗心法 …………………（86）

（一）头痛…………………………………………（86）

（二）三叉神经痛…………………………………（89）

（三）精神分裂症…………………………………（92）

（四）失眠…………………………………………（94）

（五）用药心得……………………………………（99）

十、痹证治疗一得…………………………………（103）

（一）热痹…………………………………………（103）

（二）寒痹 ……………………………… （105）

（三）湿痹 ……………………………… （107）

（四）肢体局部痹痛的治疗 …………… （109）

（五）类风湿性关节炎治疗滴点 ……… （120）

十一、治糖尿病浅见 ………………………… （124）

十二、小便不利治疗一得……………………… （126）

（一）淋证 ……………………………… （126）

（二）石淋 ……………………………… （128）

十三、妇产科疾病诊治经验谈……………… （132）

（一）乳腺增生 ………………………… （132）

（二）闭经 ……………………………… （134）

（三）崩漏 ……………………………… （137）

（四）用药经验 ………………………… （139）

（五）经期鼻衄 ………………………… （140）

（六）不孕 ……………………………… （140）

（七）痛经 ……………………………… （142）

十四、持一方而治"百病" …………………… （145）

（一）小柴胡汤 ………………………… （145）

（二）逍遥散运用心得 ………………… （149）

（三）升降散临床扩展运用 …………… （155）

（四）五积散的运用 …………………… （157）

十五、临证组方技巧杂谈 …………………（159）

十六、浅谈中医治法 …………………………（162）

十七、对《素问》中某一条文的理解和运用……（164）

十八、提高中医疗效的一些方法…………………（167）

　　（一）辨证论治与专病专方结合 …………（167）

　　（二）先辨病后辨证 …………………………（168）

　　（三）熟读经典著作 …………………………（169）

　　（四）多读医案 ………………………………（169）

十九、对阳痿的再认识 …………………………（170）

　　（一）手淫是否引起阳痿 …………………（170）

　　（二）对中药治疗阳痿的评价 ……………（171）

　　（三）比较有效的方和药 …………………（172）

二十、常用的几张验方 …………………………（174）

　　（一）紫癜消斑汤 …………………………（174）

　　（二）胃宁汤 1 号方 ………………………（175）

　　（三）排毒复原汤 …………………………（176）

　　（四）清血消糖方 …………………………（177）

　　（五）扶正定喘汤 …………………………（178）

　　（六）胃宁汤 2 号方 ………………………（179）

　　（七）消斑美容汤 …………………………（179）

　　（八）强膝消肿汤 …………………………（180）

　　（九）解郁安神定志汤 ……………………（180）

（十）清消鼻风汤 ……………………………（181）

二十一、医案部分………………………………（182）

（一）精神分裂症 …………………………（182）

（二）食道平滑肌瘤 ………………………（183）

（三）慢性淋症 ……………………………（184）

（四）类风湿型关节炎 ……………………（185）

（五）前列腺癌 ……………………………（187）

（六）三叉神经痛 …………………………（188）

（七）肝硬化腹水 …………………………（189）

（八）舌咽神经痛 …………………………（190）

（九）胸主动脉夹层动脉瘤 ………………（191）

二十二、几种保健功练习方法简介………………（193）

（一）男女练珠乳功 ………………………（193）

（二）保元气功 ……………………………（195）

（三）每早起床饮一杯盐凉开水 …………（196）

（四）用凉水冲澡 …………………………（196）

一、诊病经验

先谈望诊："望而知之者谓之神"，有很多疾病一眼便可看出来，比如妇女"崩漏"后显现出的面色苍白，两手无血色，可一看而知之为失血过多引起。

（一）型体望诊

1. 短粗型：此型头圆、颈短而粗，胸背肥厚，四肢短而粗壮，肚胀圆大凸，此等人面赤、油浮、脸阔、掌厚而敦，浊邪充彻三焦，多痰、多瘀。血压偏高，血脂也高，脂肪肝，易患中风、心梗。如仍大量饮酒，抽烟，吃肥肉，不加运动，易突发中风，心脏猝死。发病年龄30～50岁之间。平素乏力、气短、易出汗，二便不畅，饭量特大，睡眠鼾声如雷。治疗首当化痰，利湿，祛浊，活血。此型病人无论患何病，用药施治必须祛痰、利湿。

此类患者常有一些慢性疾病在身，常见者如慢性咽炎、颈椎病、腹泻、咳嗽、失眠、乏力、痔疮，女性月经不调、腰痛、腰椎间盘突出等。无论他有何疾，我治此等病人恒以自制排毒洁身方，药用二陈汤合平胃散，越鞠汤合黄连解毒汤，再入贝母 10 克，郁金 10 克，菖蒲 10 克，葛根 20 克，川芎 10 克，黄芪 30 克，太子参 15 克或西洋参 10 克，也加决明子 10 克，泽泻 10 克，桃红 10 克，白芥子 10 克。一方二十几味药，方大药多而杂，不成体统，看上去是大包围，方似大杂烩。但此方就是见效，病人服后全身舒适，慢性疾病痊愈。有位此体型而患高血压者，服用此方后血压正常，停服西药降压药，居然三年不复发。

2. **瘦长型**：头干瘦而颈长，胸腹薄，四肢长而细，身段也特长苗条。背有些驼，腹部内收，男性喉结特大。双手指筋骨分明，掌薄指修长，双眼内凹。此等人胃肠有病，食少，胃脘不适，甚或厌食，胃镜检查往往有慢性胃炎等。同时其肺也不好，易患咳嗽，中青年多见。治疗首当培补中土，以使土生万物。无论其患者有何病，治疗用药都当顾及脾胃。瘦人多阴虚，也存在火热一面，至虚有盛候。李东恒的升阳益胃汤我常用，若见腹泻者用此方治之其效甚。

（二）面色望诊

红是热、白有寒此指一般而言。面黑如烟熏过，灰黑色，是有严重的肝病，如乙肝、肝硬化等。白如白泥墙，见贫血，甲低。面萎黄有胃病，中焦湿重。"面色薄""男子面色薄促喘急，脉浮者，里虚也""脉大为劳……亡血，失精"这是《金匮》中的话，男子面色薄或面皮薄，描述起来很困难，难以找到恰当的语言来说明白。但看上去面部颜色整体不一致，有地方见红艳一些，如像蝉蜕掉一层皮一样，犹如通过皮肤看到里面的颜色，两颧泛红，此人大多肾精不足，身体不好，过去受过损伤，有过遗精或腹泻等。男青年手淫年龄过早也见此面色，见此面色，该人身体不好，易患病。

（三）眉毛望诊

望眉诊病文献记载不多，本人总结了一些经验，试写出来，希望能引起更多的人重视。眉毛顺而黑，光泽油润是正常。眉毛脱落为亏虚，全脱则阴阳大亏。眉毛不顺逆长，有如拧紧的绳索，有地方竖起，倒长为气血逆乱，肝气不舒；眉毛浓密生育力旺盛，反之稀疏为生育力相对下降，标示肾气之盛衰。两侧眉毛紧锁于印堂处，此人肝气易结。

（四）眼睛望诊

怒目而视的人肝气急，肝火有余，易激动爱生气，女性则肝气不舒、月经不调、失眠、乳房疾病等。眼球呆滞不灵活者有精神病，或抑郁症。一只眼球或两只眼球斜视者，或一眼大一眼小者，此人脾气不和，大多有偏执现象，肝气不顺，不调达，肝火偏亢，和周围人不和睦。如果一只眼或因先天，或因外伤致盲，或因病而盲者，肝气逆上显而易见，不可掩饰。易动怒肝火盛，招致肝失所养，治之者首先想到疏理肝气，以柔济刚。

球结膜上红丝满布，即充血的静脉多，此人睡眠不好，常常失眠，另，夜生活过度也见此象。

球结膜上看见或大或小不成形状的色斑，斑点黑灰色斑块，此人体内有结滞，有瘀瘕块肿或至少有慢性疾病，其人体态也多瘦。

下眼睑有黑色青色的斑状片状色，男性肾亏，女性脾不足。

（五）望口诊病

口角两侧有黄褐色，或灰褐色或白或红向外延伸的印，似腐烂样，又像是刚吃完饭残留的渣质物，有的有裂口，有的无，或类似孩子的"黄水疮"样，是有痰的标志，肝脾不调。治之者当然是疏肝和脾化痰，无论其患有什么病，总应入化痰药。

口唇色淡，如果此人有胃病，一定是用四君子汤的指征。遗憾的是"红唇族"给中医望诊带来很大不便。

舌下系带上有球状物，如同赘生物一样，在女性是带证，在男性可能有痔疮。

（六）舌　诊

有不少专家在诊断疾病指导用药方面是重舌轻脉的。清朝诸位温病大师都是舌诊专家，观舌而定病位，观舌而用药，观舌而知疗效，观舌而知病邪，观舌而知死生。

（七）人中沟望诊

人中沟也称水沟，是人中穴之所在。正常人，人中沟中间凹似渠，两面有边凸起而对等，上下一致，沟顶对鼻下对口唇。也有人上宽下窄或相反，有人则如 X 样，上下宽中间窄，有人没有沟，扁而平，也没有两边突起。民间有人认为人中沟代表内五宫，指女性内生殖器。如人中沟变形，证明其内生殖器发育不全，旧时有人选媳妇要看人中沟以验其女性性成熟否。我在临床中进行过验证，确有应验者。妇女人中沟畸形，指扁、平、歪斜、缺如等，子宫发育不良，有的不孕，有的月经极异常。

（八）颧骨望诊

颧骨高大者，往往身体也大，全身骨骼也大，反之也然。颧骨和健康有关，例如结核病的两颧潮红，红斑狼疮的两颧疮斑等，我自己观察到凡颧骨低平者，易患慢性肺病，如慢支、咳嗽等。也易患胃脾病，如慢性胃肠炎等。

（九）鼻头望诊

妇女在月经期中，鼻头上或鼻周围会有红疹出现，或一个或几个，不是所有的人都如此，至少有部分出现，我在临床中诊断妇人疾病时，看到鼻头有红疹、红斑，问其是否经期，应验者不少，可以作为诊断的一种。

（十）手　诊

手指短粗，手掌肥厚，其人多火多痰，为有痰指征之一。手掌心干燥，是有热。手掌心多汗之人，内脏不和，西医说法是内分泌失调，或植物神经有问题，心气不足。手掌干燥，内有热毒。

（十一）四肢望诊

手腕较细，而肘部粗壮，由下而上称下细上粗者体健力壮。反之上下一般粗，手掌大的人气虚不足，其多痰多湿；下肢形态也和上肢一样，知此可指导治疗用药，以知正邪之多少。

（十二）脉诊略说

不要把切脉看成是万能的，那种切脉能知百病的说法是错误的。病家不必开口，便知病之根源。把病人的所苦说得头头是道，令病人叹服。这是医者的诊外功夫，所谓医术，这是术的一部分。

诊脉只是其中的一部分。是不是看病不用诊脉了呢？不是，脉必须诊，脉诊确实可以诊得病人虚实寒热表里阴阳，甚至不少病有特殊脉象也不得不知。如休克脉、心动过缓脉、妊娠脉等等。中医不切诊、不看舌苔开出方子来怎么也觉没有底数。有些方子是据脉而开出的，金匮中就有辨脉治病。有些中医甚至说治脉，生脉饮就是一张治脉的方，这是人所熟知的。高血压病人的脉一摸便知，妊娠病尺脉按之不绝，归脾汤证两手脉按之细软无力。李时珍的《濒湖脉学》无论其四言句还是七律句，读起来押韵，朗朗上口。

至于把脉分为上中下，左手心、肝、肾，右手肺、脾、肾（命门），有临床价值，临床中还有舍脉存证，舍证存脉都属常用。

（十三）切诊身体法

用手摸患者手腕部位，如果明显发热则是外感，温病条辨中说："二寸独大，尺肤热盛，是手太阴温病。"皮肤发凉的人，指觉症状，身体壮实，所谓血实。皮肤摸上去发热的人，血亏，阴不足，身体不好。有些病人，在冬季里着装棉袄，手伸入胸腹，尚无热气感，是阳气不足。慢支肺气肿病人，往往见此。我遇此等患者恒用麻黄附子细辛汤或小青龙汤治疗，以温阳化水。肥胖之人用手捏去，肥如棉絮者，多病，坚实成块，硬均匀者健康。皮肤下之肌肉松软，用手轻轻能提起者，肌肉往往瘦。此人有大病，身体元气已亏垮，要警惕了。

　　日本的中医师非常重视腹诊，他们的医案里有的根本无脉诊而有腹诊。《伤寒论》中有"心下痞，按之濡"，"从心下至少腹硬满而痛不可近""心下悸""腹中有燥屎五六枚""腹满而按之硬"等都讲切诊。按压腹部，如果满而硬，是实证；如果腹下陷，按之软无抵抗，是虚证，是参术芪的适应证。还有更甚者，腹部软绵绵，腹肌松弛，一按即至脊梁骨，虚之更甚。如按压腹部，有压痛的地方为不通，总有积聚不通存在，治之者务必要给予能走动之药，畅其腑气为要。他如诊断胃穿孔的板状腹，诊断腹膜炎的揉面腹，诊断急腹证的压痛反跳痛等都具特殊意义不可不知。有人指出用小柴胡汤的指征中，其中一项是用手捏压颈部两侧，如果感到有压痛或不适感，则是用小柴胡汤的指征。我用此方试治过一位颈椎病中年妇女，颈部不适，捏压颈部两侧则难受异常，用小柴胡汤加葛根治疗10余天，其疾若失，可见切诊之重要。

二、感冒的治疗

（一）治上感选方用药细说

感冒也有另外的一些称谓：如伤风、伤寒、流感、上感、风气、着凉等。感冒可伴随人的一生，一个人活到了老，如果在一生中只得过一次病的话，那有可能就是感冒。感冒如此常发，以至于张仲景在《伤寒论》中、吴鞠通在《温病条辨》中用大量篇幅来论述对此病的诊断和治疗。对于感冒的预防和治疗似乎应小题大做，人们习惯认为它是小灾小病，殊不知它也可以致人于死地。20 世纪发生在英国的一场流感，引发一场欧洲灾难，死人之多，令人毛骨悚然。2001 年冬天，在我国的流感，其感染率也达 40%。感冒对于一般青壮年可能无所谓，但对年迈体弱、老少病弱者则可殃及生命。中国有句老话，老怕伤寒，少怕痨。

感冒初期临床症状大同小异，异在节令不同，年龄不同，性别不同，体质不同而症状有所不同。至于感冒日久后其临床症状就大不一样了。我们中医所看到的感冒，大多已是中后期，全然失去感冒的原有模样。正像伤寒论中所描述的误治以后的变证一样，表现百态，多种多样。一般人患感冒后自己买些药吃，若体壮病轻的可能就好了，而体弱病重者则无济于事。大多数情况是自服药，不对证，甚或是医生配错了药，使病情迁延，变证层出。如感冒开始应解表，一些医生给大量输液，有人甚或输注清开灵、双黄连。无论液体或是这些凉药，都属表病里治，是误治，致使病邪入里下陷，或是热邪冰伏。一个感冒治成这样，病机已很复杂，这病人难以在几天内康复，几经周折、几易其医才找到中医来治疗，至于时间也可能过了一周一月或几月。看来一个中医学会治感冒可不容易，一个中医的一些功夫也在于治感冒。《医宗金鉴》中说："漫言变化千般状，不外阴阳表里间。"说来易，但阴阳表里也不好识别。

　　古人制了很多可治此病的方，如麻黄汤、桂枝汤、银翘散、桑菊饮、白虎汤等，后世医家觉得手头这些方不能尽数解决问题，所谓古方今病不相宜，从而又另辟新路，又造了不少新方，如双解散、荆防败毒饮、人参败毒饮、九味羌活汤、大秦艽汤等等。那么这么多方是不是够治感冒了呢？不够，还远远不够。今天很难，甚或是根本看不到完整的麻黄汤证、桂枝汤证。该病是个表证，误治后由表入里，表里同病，病久夹杂，正气受伤，出现寒热错杂，虚实互见，气机不畅，五脏不宁等错综复杂的局面，令初学者摸不着头脑，治疗无从下手。更有甚者，出现很多假象，类寒非寒，似热非热，汗而表证不解，下而里证不缓。施今墨老先生治此主张用"清解法"，即解表和清里同时来，视情节，看其表寒里热邪之多少，施以三清七解还是清解各半。此法很实用，无固定之处方，也无固定之模式。表证偏重，里热较轻用七解三清，反之里热较重，表证较轻用七清三解法。具体用法可看施老医案自知。我治疑难杂症感冒常用施法，可收良效。

春夏季风热感冒，有口干咽痛用银翘散，长夏感冒暑湿热明显用新加香薷饮，秋季感冒燥邪偏盛用桑菊饮或桑杏汤，冬季感冒用荆防败毒饮、杏苏散等，这是因时而异。老人患感冒初起即见里证或素体有故疾患感冒，里证没解除而表证又来，老人本身正气不足，感冒后有上感同时有正气不足的一面，如伤寒论中说"伤寒二三日脉反沉"的病人，见此不能轻易用麻黄，也不能轻易只去解表，只用银翘散、桑菊饮也不一定好使，必须顾及里虚，我用解表扶正法，最常用最好用的扶正药是西洋参，此药扶正祛邪不留邪。出汗多用黄芪来扶正，七八十岁的老人，见嗜睡，所谓"但欲寐"是阳气不足，我用熟附子加入解表方中，常用的方如参苏饮。

老人不止里虚，里积也常见，如二便不通又上感，那就解表清里同时进行，这是因人制宜。

　　北方人患感冒后，如见恶寒无汗表实证可用麻黄10克，从未见大汗淋漓者。北方人对麻黄的耐受性特强，我治腰椎间盘突出，于对症方中加麻黄10克，治类风关于成方中加麻黄10克。用小青龙汤、用定喘汤麻黄都用10克，都是生用，未见汗出不止者，不见张仲景说的用过后大汗淋漓用白粉扑之的病例。我在北京学习期间，见北京的个别中医用麻黄很少用到10克者，6克还要炙用。曾有一位南方来内蒙古的中医名家，看了几天病人后感慨地说，内蒙古人不怕用麻黄，用麻黄后不出大汗，真可谓十里不同天呢！

　　对于误治后的变证，因为其"四不像"，只好随证施药，学五积散，表里双解散方义。不要嫌方剂大，也不怕杂，有是证用是药。如鼻塞用苍耳子10克、辛夷6克；头痛加川芎10克、白芷10克、蔓荆子10克；咽痛加双花15克、连翘15克、元参10克；咳嗽用杏仁10克、贝母10克、二前各10克；项强加葛根20克；肢痛加独活10克；渴加石膏30克；悸用茯苓15克；虚加西洋参10克；汗多加黄芪30克；烦加山栀10克；体温高加青蒿20克、豆豉10克；便秘用川军5～10克；夹湿用苍术10克；食积用枳壳10克、莱菔子10

克；寒用荆防各 10 克、紫苏 10 克。有句话当牢记，"发表不远热"，还有句话叫"汗而勿伤"是蒲甫周说的，也要牢记。也不要"药过病所""杀鸡用宰牛刀"，要明白因势利导的道理，"轻可去实"。

出现寒热往来，胸胁苦满，头晕咽干目眩，是小柴胡汤的少阳证。我体会用柴胡汤治感冒，柴胡用量要大，至少大过黄芩一倍量，即用到 20 克左右，疏肝气用 10 克左右即达目的，而升中气则用 6 克至 9 克就行。发热重用石膏，项强加葛根等。

典型案例

郑某某　女　55 岁　已婚　汉族　干部

2004 年 3 月 9 日初诊：患者因感冒风寒发烧 T38℃，咽痛伴周身不适，咳嗽一周。经输抗菌消炎药，吃感冒灵等药治疗，病情不减来找中医诊治。其症：时有发热恶寒着厚衣，有汗不多，鼻塞流清涕，咳嗽痰不利，咽痛周身不适，胸胁满痛，不思饮食，吃退烧药，体温恢复正常。药效过后体温又高（38℃左右），大便 3～4 天未解，小便少而黄、眩晕、恶心、气短乏力。患者有高血压病史，诊其面色潮红，咽红精神不振。舌质红，苔黄薄腻，脉滑数。

表里同病、肺气不宣，上中下三焦不利，夹痰湿，寒热夹杂，正气受伤，治当兼顾。

方药：

防风 10 克　杏仁 10 克　前胡 10 克　柴胡 10 克　黄芩 10 克　豆豉 10 克　焦山栀 10 克　苍术 10 克　葛根 20 克　石膏 30 克　茯苓 15 克　板蓝根 20 克　桂枝 10 克　白芍 15 克　枳壳 10 克　苍耳子 10 克　白茅根 20 克　羌独活各 10 克　甘草 10 克　西洋参 10 克　桔梗 10 克

水煎服 3 剂，一日二次。

3 月 12 日二诊：服上药三剂后，体温正常，二便已通利，诸症减轻。咳嗽咯少量的白痰，乏力气短、头晕、舌红、苔薄白。原方去石膏加杏仁 10 克，百部 10 克水煎服三剂。

3 月 14 日三诊：服药后咳止，身轻而愈。

按：此患者平素有高血压病史，肝经有热，复感风寒，用西药治疗诸症不减，日复一日，表邪不解，里证又起，治之当解表清里兼顾。又因夹湿，二便不利，又当利湿，通利二便，加之年事已高，正气受伤，故用西洋参 10 克扶正气。二诊时表证解大半，肺气不宣而咳显，故入杏仁 10 克，百部 10 克，又服三剂而愈。

还有一方叫柴胡桂枝汤。此方大有用处，如见恶寒发热，或往来寒热等的小柴胡证而又见四肢疼痛恒用该方，效若桴鼓。不仅如此，该方还治素有他疾而又患感冒也用之如神，不但感冒迅速好转，旧病轻者也随之而愈，重者也可减轻。如有红斑狼疮、肾炎、关节炎、慢支等慢性病又新患感冒者，都可用该方治之，绝不辜负。

典型案例

赵某某　女　38岁　已婚　农民　汉族

2004年11月21日初诊：患有类风湿性关节炎十余年，四肢小关节时常疼痛，已变形。平时用小量激素维持治疗。三天前着凉出现发热，T38℃～39℃之间。恶寒，出汗不多，头痛全身关节疼痛难以屈伸，鼻塞流清涕，咳嗽咯少量白痰，胸脘满闷不思饮食，二便尚可。诊其面色不华，舌苔白而腻，脉滑数，治则表里兼顾。

方药：

柴胡15克　黄芩12克　半夏10克　党参20克甘草10克　大枣10克　桂枝20克　白芍30克　干姜10克　羌独活各10克　苍术20克　茯苓20克　薏米仁20克　石膏30克

水煎服三剂，一日2次，1次250ml。

11月24日二诊：T38℃，诸症都有所减轻，咳嗽、咽干痰少。原方加杏仁10克、桔梗10克，续服三剂。

11月27日三诊：体温已正常，关节疼已大为缓解，原方去石膏续服三剂。感冒诸症痊愈，原有之关节疼痛、屈伸不利也大为好转，患者仍要求服用原方，认为这几剂药不但治好了感冒，关节肿痛也减轻很多。

按：患者有肢节疼痛之旧疾，又感风寒，有少阳病又加肢节疼痛、屈伸不利、发热恶寒出汗热不解之太阳病，是典型的柴胡桂枝汤证，用此方治之不但新感痊愈旧疾也有好转。

有这样的病例：感冒日久后，恶寒，但背恶寒，或单下肢恶寒，局部恶寒发冷，有些人发热则单胸腹热，体温并不高，汗出多可表并没解，周身痛楚乏力，心中烦闷不舒，全然不知所苦，鼻塞时通，身困乏无力，似表非表，似里非里，小便短赤，大便不爽，这就是感冒误治后所产生的结果。症状还远不止此，脉浮、滑、数、沉、紧、缓都可见到不一而足。又似柴胡证，又类桂枝证，还有些像银翘散证。夹湿夹痰，正虚，此时就当合而治之，有是证用是药。表里同治，寒热并解，可就是不要轻言用补，若再误补，病人会难受异常。姑且可用荆防各 10 克，银翘各 20 克，桂枝汤、栀子豉汤、柴胡剂，同时可加入芦根、白茅根、杏仁、苍术、枳实、蝉蜕、苍耳子各 10 克，苡仁 20 克，二活各 10 克等等，无常证也无常方，全在照顾周到，若用之得法，三剂即可痊愈，屡试屡效，无需再用其他药。

另有一种外感病，症情比较重，体温可高达39℃以上，或有咽痛、身疼痛，或有恶风寒现象，头痛较剧，发烧可以持续很久，一周或更长，西医一时半会儿查不出更多的阳性体征，往往是不明原因发烧，我遇此等病人，用升降散加味、升降散（白僵蚕、蝉蜕、姜黄、大黄）往往收到良效，而用一般如银翘散等疗效不显著。曾治一八岁男孩，高烧不退一周，周身不适，颈淋巴结肿大，查单核细胞增多症，用此方加味三剂后体温降，查血常规正常。我体会，此方治疗流感，带有传染性质的疾病效果好。或治特殊感染性疾病，用该方见效。也曾治一名高热，全身皮疹、潮红，口舌咽溃烂，躁动不安，神志尚清，体壮之人，诊断为上感药物中毒，我用此方加白虎汤而速愈。当年非典流行时，我马上意识到用该方当见效，遗憾的是没能赶上治非典。

（二）关于热入血室的问题

什么是热入血室？就是妇女在来月经时患上感冒病，或在月经将要来时，或在快要完时，或正好经期，或患上感冒期间正好月经潮至，都属热入血室。因为此时妇女抵抗力下降，血室空虚，感受外邪，邪气乘虚而入，外邪入里，究竟入到哪里，古人说是血室，血室又在哪里呢？本是个感冒，因时间有别，症状就特别重，出现高烧、寒战，甚或出现谵语，神志朦胧，面赤，周身疼痛，往来寒热，此是重者。轻者也较一般感冒为重。西医有时会误诊误治，检查做了一大堆，查不出什么名堂，有诊断为病毒感冒者，有诊断为散发性脑炎者，有诊断为上呼吸道感染者不一而足，搞的病人很疲惫，最后不了了之。伤寒论中提出用小柴胡汤治疗，后世医家见其有血热现象，又于柴胡汤中加丹皮 10 克、赤芍 20 克、生地 10 克等凉血解热之品，也有人加入山栀 10 克、石膏 30 克、水牛角 15 克的。热入血室确实是特殊型感冒，如治不得法，使病情迁延难愈，为防止误诊，凡遇女性患者（12～55 岁），有感冒迹象，病情又很重，一定要问其是否在经期，这全凭医者的临床经验。我去给内妇科住院病人会诊，见其高烧或经按上感等病治疗而不应，问其是否在经期，绝大多数人说是。有些年轻女性不愿给大夫提前说明，自己认为月经与病无关以至久治不愈。有些人遇此月经突然闭止，有些则量多，长流不止，或有腹痛现象。如能及时用中药治疗，很快会康复。我见一年轻女性，热入血室，狂躁不安，有谵语、头痛、往来寒热，误诊为精神病，差点送往精神病院，幸好请我会诊，才知其为该病，经用柴胡剂加丹皮 10 克、元参 10 克、石膏 30 克、桃仁 10 克、山栀 10 克、连翘 20 克等治愈。

此病轻者用柴胡剂就可，重者可加入清气药如石膏 30 克、连翘 15 克、山栀 10 克、清血分热的丹皮 10 克、赤芍 15 克，还可用羚羊角 3 克、蝉脱 10 克以镇静安神、清肝等。

典型案例

王某某　女　21 岁　农民　汉族　未婚

2000 年 5 月 12 日初诊。缘恶寒发热 3 天，于当地按感冒治疗效果不显而来市医院找中医诊治。3 天前无任何诱因开始发热，恶风寒体温高时达 39℃～40℃。用退烧药可退至正常，一天于高烧时说胡话，语无伦次（谵语），烧退后如常人。来内科门诊疑似脑炎而住院，由于患者没有带足押金，没能住院，而住医院附近小旅店一边请诊所大夫输液，并挂中医号求中医诊治。查见其面色泛红，口唇干裂，体温 39℃，问答神清切题，行动自如，发热、怕冷、头晕、口渴、咽干、口苦、胸胁满闷、肚腹时有胀痛、全身关节酸楚不适、往来寒热、干呕、舌质红、苔薄黄、脉弦。问其月经情况，患者说于感冒当天来月经，至今未完，经量少，诊为热入血室，热扰神明发为谵语。治当清解血分之热，和解少阳之郁，方选小柴胡汤加味方。

方药如下：

柴胡 15 克 　黄芩 12 克 　党参 15 克 　甘草 10 克
丹皮 10 克 　焦山栀 10 克 　豆豉 10 克 　元参 15 克 　赤
芍 20 克 　水牛角 20 克 　紫草 15 克 　石膏 30 克 　薄荷
10 克

水煮服三剂，一日二次。

二诊体温正常，月经已过，神清一切正常。

按语：来月经而遇感冒，高烧谵语，风寒之邪化热
入里，血分热起，扰乱心神，少阳之邪不解，往来寒
热，一面以元参、水牛角、丹皮、紫草、赤芍清解营血
之热，而以柴胡、黄芩、党参、甘草、石膏、薄荷解少
阳之热。类似透营转气之法，三剂而愈。

（三） 老年人感冒

老人正气不足，特别是年事已高如七八十岁的老
人，患上感冒，症状不显露，并不都有发烧，只有恶
寒，有些老人只说不精神，或家人来告，动作明显减
少，饮食减少，流清涕，多穿衣服等。要警惕这是感冒
现象。舌苔可见薄白，脉象不显。有些老人嗜睡，全在
医生慧眼识症，老人的感冒可以殃及生命，治疗一定要
照顾到正气。解表邪可用柔和药如桑叶 10 克，防风 10

克，紫苏 10 克，豆豉 10 克，苍术 15 克，荆芥 10 克，桂枝 10 克等。辛凉药可用薄荷 10 克，连翘 15 克，板蓝根 20 克，芦根 20 克等。

可取人参败毒饮法，香苏饮也常用，还有杏苏散。有咳嗽时入宣肺药如杏仁 10 克，前胡 10 克，紫菀 10 克。扶正气用人参 10 克，西洋参 10 克，太子参 15 克，玉竹 15 克，黄芪 30 克，党参 20 克，甘草 10 克等。麻黄汤、银翘散不好轻易用。治疗尚不可急于求成，不要急功近利。有时只用调脾胃法就可以治之，如用小柴胡汤、温胆汤、升阳益胃汤、补中益气汤等。若有热邪也要清之，不可留邪，清气热也可用石膏 30 克、知母 15 克、竹叶 10 克。老年人要注意二便情况，要使二便通利很重要，给邪以出路，老年人二便往往不利，患感冒后更不利，此时就要加入通利二便药。如利小便用车前草 20 克、灯芯草 3 克等。利大便用制川军 5～10 克、决明子 10～20 克、莱菔子 10 克等。症候表现多姿多彩，病情千变万化，治之也不能守一法一方。

典型案例

张某某　男　82 岁　干部　汉族

2005 年 11 月 18 日初诊：患者由儿女扶持来门诊看病。孩子说老人家近来活动减少、嗜睡，纳食明显减少，总说家冷，多加衣服。请大夫看一下是怎么回事。

查神清，因耳聋无法与病人用语言交流，二便自调，双手发凉。舌质淡，苔厚腻，脉沉弦滑。体温正常，胸片提示胸部未见异常，血常规正常。据证诊为外感风寒，治当表里同治。方选人参败毒饮加减。

方药：

西洋参10克　紫苏10克　防风10克　茯苓15克　川芎10克　细辛4克　羌活10克　独活10克　苍术20克　柴胡10克　前胡10克　枳壳10克　干姜10克　甘草10克　大枣10克　黄芩10克

水煮服四剂。

二诊：服药后诸症都有好转，原方续服三剂而愈。

按语：老年人阳气不足，感冒风寒后不如青壮年之反映强烈，无典型之恶寒发热之状症，此例有主动加衣被，活动减少，表情呆滞，不思饮食，双手发凉，都为阳虚感受风寒之象。治之当解表而不伤正气。以防风、紫苏、细辛、羌活、独活、川芎、苍术、干姜祛风寒解表邪，以西洋参、茯苓、大枣、甘草、以扶正气，柴胡、黄芩、前胡、枳壳调肝理脾宣肺气，四剂而愈。

（四）感冒与旧病

感冒与旧病也即新病和故疾的问题。在内经中提出治法的标本先后问题，无论有何种故疾，只要又新患感冒，就一定先治感冒，新感为急，急则治其标。如果旧疾属急重之症，也不能放下不管，那就应标本一齐治。很多治肾炎的专家发现，患肾炎的病人，新患上感冒，用治上感法治之，上感好了，尿蛋白也随之减少。类同我前面提到的柴胡桂枝汤证现象，值得我们深入的思考和研究。

　　一个感冒病，普通的不能再普通，常见到不能再常见，论治法则五花八门。因其变证数不胜数，一定要因时、因地、因人制宜。难在认清表里之多寡，兼夹邪气之性质，治之得法一汗而愈，伤寒论说发汗，而温病又说散汗，其中奥妙耐人寻味。

三、胃脘痛及其他胃病治法之我见

（一）分型论治

胃脘痛临床最常见，用中药治疗效果也较好。胃有病后不耐刺激，取汤药治疗，汤剂一则是熟药，二则是汤汁，进入胃中便于消化吸收，直接作用在胃病之所在，其疗效自然也理想。

首先是分虚实论治，胃脘痛辨虚实最简单的办法是：饥时痛，吃点东西后痛缓解为虚，反之则为实证。苔薄为虚、厚为实。虚证不是黄芪健中汤证，就是香砂六君汤证，二者的区别在建中汤证往往有口、舌咽干，即有点虚热象，舌尖舌质偏红。而六君子汤证则见寒象，如四肢冷、口唇淡、舌淡白苔，形寒怕冷等。如果胃镜提示有溃疡存在，在治疗方中还要加入瓦楞子10克（煅后用，不煅无效）或乌贼骨。明显吞酸加入佐金丸，尚许加入些行气药如香附10克，砂仁6克，陈皮10克等，活血药如丹参15克，元胡10克等，以提高疗效。虚证疼痛一般不剧，但也有痛剧者，当别论。

饭后痛，也即每当吃饭后胃脘更痛，实证居多。实痛有寒、热、气、血、食之别，辨治并不难，痛而伴胀满者是气，方选香苏饮（香附、紫苏、甘草、陈皮、煎时加姜葱少许）或胃宁汤也可（胃宁汤为本人经验方，见后附方项）。

冷痛喜热，有病人述胃口像被风吹，或像不穿衣似的，或如放一块冰，是寒痛，用良附丸当然单用良姜、香附两味药还不够，视症情再入别药，但总以温暖中土为要。

舌红苔黄腻，便秘、嗳腐臭味是热，用三黄汤。要指出的是胃脘痛，单纯热邪者不多，大多夹食、气、湿邪，故尚许与金铃子散、芍药甘草汤、平胃散合用，效果才好。

属于食滞食积者，多见于小孩，当然成人之酒食过多者不少见。其症嗳气、呕吐、肚胀、便不爽是也，用保和丸就可，当然还可用别的消食药。

还有时邪所致的胃脘痛，如长夏伤暑湿热而胃脘痛，伴吐、泻，俗称"霍乱。"用藿香正气散加减就可以。

还有一种胃病姑且把它称作胃脘痛吧，因为胃脘痛只是该病表现之一，值得提出来，应当说是疑难杂证。此型多见于女性，偶可见男性患者。其体极瘦，面黄肌瘦，面无光泽，体瘦几可见骨，牙齿向外露模样，颈细而长，四肢、腰腹不见肌肉。胃病多年，食则胃脘胀满，不吃则饥而不适，甚或呕吐、厌食，生冷、酸辣更是不能入口。肚腹下陷，压之至脊骨，可触到"弦跳"（腹主动脉跳），胃脘处挤压之有振水声，哗啦作响，类似金匮中所描述的"痰饮病"，无食欲。胃镜诊断绝大多数为慢性胃炎，别处查不出什么阳性体征。患者神志清，精神尚可，也能胜任一般家务活儿，年复一年，吃药无数，更医频频，大多见中年已婚妇女。其症状大同小异，本人曾见多例，辨出其虚实互见，寒热错杂，正不胜邪，类小儿之"疳疾"。我用下方施治，虽不能除病根以改头换面，但也能使其吃饭以唯持生计：取头痛医头，脚痛医脚法。方如下：党参 15 克，黄芪 20 克，白术 10，茯苓 15 克，甘草 10 克，陈皮 10 克，半夏 10 克，砂仁 6 克，内金 10 克，枳壳 10 克，黄连 5 克，干姜 10 克，百合 20 克，乌药 10 克，桂枝 10 克，龙胆草 10 克。便秘加制川军 6 克，痛甚用失笑散。取效于一时，治了多例，其中一例经治三年之久，其症状体征如初诊一样。其中一例经治半年而症状完全缓解，有一年不吃药而能正常生活。

典型案例

王某某　女　32 岁　已婚　无业　汉族

1992的3月10日初诊

患者有十余年的胃病史，姑娘时即胃脘痛，纳差，吃生冷时加剧。婚后生一个孩子，在坐月子期间即纳差，胃脘时痛，经常吃些治胃病的药。此后胃病没有再好转，曾在我院多次做胃镜，诊为慢性胃炎、反流性胃炎、胃窦炎等。来诊时所见，面色蜡黄，无华，形体清瘦，说话声低微，气短。复诊见腹软凹陷，腹中可触及腹主动脉跳动，并于腹部可摸及腰椎骨。全腹无明显压痛，反跳痛，于剑窦下可触出振水声。患者自述无食欲，每餐都强迫自己吃下，饭量很小，吃后上腹胀满，隐痛，无吞酸，有嗳气。腹胀便秘，大便两至三天一次，伴有气短、乏力、心悸、失眠，四肢倦怠。舌质淡，苔薄白而厚，脉沉细弦。脾胃素虚，升降失司，营养不良，气血双亏，痰饮水湿阻滞中焦，治当调补脾胃以固后天之本。

方药如下：

党参15克　白术10克　茯苓10克　甘草6克陈皮10克　半夏10克　桂枝10克　鸡内金10克　焦三仙各10克　丹参10克　龙胆草7克　黄连5克　干姜6克　砂仁5克　生首乌15克　锁阳15克

水煮服七剂，一日两次。

二诊：患者服上药后无任何不适，纳食有所增加，

痛胀有所缓和，但终因病久根深，一时难以起沉疴。以
上方为基础方加减进退治疗5个月，饮食基本正常，能
胜任一般家务工作。

　　按：脾胃病已久，不能腐熟水谷，脾不升清，以至
气血不足、气短、心悸、倦怠、乏力，痰饮不化，心下
有悸动，振水声声。中焦阻滞不思饮食，胃不降浊，大
便不畅。用党参、白术、茯苓、甘草、陈皮、半夏，健
脾以升清，桂枝配白术、茯苓以化痰饮，内金、焦三
仙、干姜以助胃消化，龙胆草、黄连配砂仁、干姜以苦
辛升降。久病入络配丹参活血化瘀，生首乌、锁阳补肝
肾，濡润津血而通大便之积滞。此方补而不腻，泻而不
伤，消而不伐，中和性平，故能长期服而无不良反应。

　　胃脘痛绝大部分属西医诊断之慢性胃炎，包括有胆
汁反流性胃炎、萎缩性胃炎、胃窦炎等。很多经年不
愈，反复发作。应当指出的是，吸烟不但引起慢性胃
炎，而且也是诱导胃病复发的因素之一，有些患者只知
烟伤肺，不知烟照样伤胃。嗜烟如命，不忌烟愈病很困
难。胃脘痛无论何种原因引起，总见寒热错杂证，而且
有兼夹证，我治此等胃脘痛，常用苦辛开降法。最为理
想的方为半夏泻心汤，此方治疗慢性胃炎很是见效。

典型案例

刘某某　男　46岁　农民

2003 年 8 月 14 日初诊：患者胃脘胀痛反复发作四五年，每因吃生冷食物或生气后复发，曾做胃镜诊为慢性胃炎，肠镜未见异常。刻下胃脘处胀满不适，时有腹痛，腹中鸣响，大便不成形，日便二至三次，伴有下重感，便中有黏液。查其舌尖红，苔薄黄腻，脉细滑，寒热夹杂，升降失司，治当调理，方选半夏泻心汤加减。

方药如下：

党参 20 克　半夏 10 克　黄芩 10 克　黄连 6 克　炮姜 10 克　甘草 10 克　大枣 10 克　苍术 10 克　白术 10 克　茯苓 20 克　木香 10 克　白芍 20 克

水煮服五剂，一日二次。

二诊：服上药后诸症好转，维有纳差，原方加砂仁 4 克五剂而愈。

按：半夏泻心汤所治者为"心下痞"、呕恶、腹中鸣响、腹泻，因脾胃受伤，寒热之邪侵入中焦，痰饮湿热阻滞，胃肠气机不畅。此例胃脘胀满时痛，腹中鸣响，腹泻。治以参术、茯苓、半夏、炮姜、大枣健脾、温化寒湿，以芩连清胃肠积热，白芍、木香、缓急止痛、调气机，药症相投十剂而愈。

纯寒引起的胃脘痛者不多见，但不是没有。这些病人大多生活艰苦，其证胃脘痛，形寒怕冷遇冷加剧，舌质淡，苔白水滑，脉沉紧。有些人有腹泻，如《伤寒论》中之太阴病。治疗当然首推理中汤，还可加用良附丸、荜茇、白蔻等。病机单纯治之也简单，疗效易见。

近贤董建华先生善治胃脘痛，他主张用通降法，六腑以通为用。其中有些经验应当学习。如见舌苔黄腻便用芩连，见大便秘结用川军，顽痛用刺猬皮、九香虫。董老把温病学思想用治胃脘痛中，重视热邪、湿邪。他如胃脘烧灼痛应用石膏，若无真知灼见无论如何也不可能把石膏用在胃脘痛中。理气善用佛手、香橼皮，此二药理气而不燥热，行气而不伤正，且微苦有清泻作用，是治胃病理想的药物。

（二）顽固而复杂的胃脘痛

疼痛较久，痛也剧烈，寒热虚实又不甚明显，可以多方合用而治之，如将芍药甘草汤、百合乌药散、丹参饮、失笑散等合起来用可以收到疗效。

（三）嗳气与旋复代赭汤

胃脘痛有时也兼有强烈而严重的嗳气发作，也有嗳气而不痛者。用旋覆代赭汤所治的胃脘痛，其症有心下痞满。无论食不食都嗳气，空腹嗳气更甚，嗳气之后病痛减轻。大便一定不能拉稀，如大便次数多，断不能用此方，如用之腹泻更甚。无论何种病引起之嗳气，此方都可收止嗳之效。我曾治一位四十多岁女性，患萎缩性胃炎有年，嗳气频作，我与此方给服，十余剂而嗳止，原有之胃脘痛胀纳差都好转。

此方也治胃酸过多，有一男子胃酸特甚，多方医治无效，烧心，用遍治胃中西药无效，用该方几剂而病不再发。以后见顽固性吞酸病人恒用此方，无不见效者。有人也将此方用治呃逆、内耳性眩晕、哮喘等，都有一定疗效。

典型案例

巴特某某　男　48岁　蒙古族　已婚　干部

2006年6月24日初诊，患者胃脘胀满，呕酸水已十余年，近年来加剧，干呕时酸苦水从口中涌出，烧心难耐，做胃镜诊为慢性胃炎。常服奥美拉唑、雷尼替丁等可缓解，停药则如旧。长年累月不能吃水果等酸性甜性食物，吃后则呕酸更甚，食后胃脘胀痛，求中医诊治。查其较肥胖，面色红，舌质红，苔薄黄，脉沉弦，胃气不降，寒热夹杂，治则降胃气，方选旋覆代赭汤。

方药如下：

旋覆花10克　代赭石20克　党参15克　半夏10克　干姜10克　黄连6克　吴茱萸6克　木香10克

苍术 10 克　茯苓 15 克

　　水煎服四剂，一日二次。

　　6 月 28 日二诊：服上药四剂，没有再呕酸水，胃脘无任何不适，舌脉同前，原方续服四剂。

　　7 月 2 号三诊：试着吃了点水果，没有吐酸水，药已见效，原方续服四剂。此后半年，患者的病又复发，仍以原方服用，照样见效。

　　按：胃酸多，有人只觉烧心，有人则吞大口酸水，有人则表现口中酸，程度不等。以大口大口呕吐酸水，胃中酸水向上涌，从口鼻而出者为最甚。此例即有呕吐大口酸水。因于寒热之邪侵犯胃腑，胃气不降，有病人伴有胃脘胀满疼痛，治则清热邪、温胃寒、降逆气而制酸则已。以旋覆代赭汤去大枣之甘而腻，加苍术、茯苓、木香、燥湿理气；黄连、吴茱萸和中制酸。服此方患者停奥美拉唑近半年病没复发。我用该方旋覆花不用纱布包，未见不良反应。

（四）心下痞与泻心汤

　　心下痞是自觉心口窝处胀满堵塞，自感不通，不上不下，个别病人也有疼痛感觉。有些病人有腹中痛，个别病人也有腹胀痛，腹中鸣响伴腹泻。总起来说，心下痞、腹中响、腹泻就是泻心汤的主证，反过来讲，见到此三证就可用泻心汤。共五个泻心汤，视寒热虚实上下，邪之多少而用之。西医可能诊断为慢性胃肠炎、慢性菌痢、肠激匿综合征、胃肠功能紊乱等。无论其诊断为何病，见是证用是药，异病同治疗效卓著。我用此方时，尚看其兼夹证。若腹中痛甚合芍药甘草汤，有激匿现象用徐长卿，此药有抗过敏作用，还有止痛作用。大便有后重感者合香连化滞丸，腹泻严重的加入车前子15 克、苍术 15 克，还可以加入焦三仙各 10 克。大便有脓、血、黏液者加入马齿苋 20 克、败酱草 10 克。若属虚寒证，其症状也见以上提到的这些，只是有虚寒象而已，就当用升阳益胃、参苓白术等。所以有人就说实则泻心，虚则理中。

典型案例

张某某　男　36 岁　已婚　工人　汉族

2006 年 10 月 23 日初诊：缘胃脘痛，吃饭后加重。3 月余来诊，称平常自服雷尼替丁等可好转。刻下胃脘痛，纳差，时有呕酸、烧心、腹胀，腹中时有鸣响，大便稀，一日二至三次，无脓血。胃镜诊为慢性浅表性胃炎，患者有吸烟史近二十年，日吸两包。诊其面色少华，灰黄色，口唇发紫，舌质红，苔薄黄、脉弦紧。诊为胃脘痛，寒热夹杂型。治当健脾和胃清热化食，用苦辛升降法。方选半夏泻心汤加减。

方药如下：

党参 15 克　半夏 10 克　黄芩 10 克　黄连 6 克
干姜 10 克　甘草 10 克　白术 10 克　白芍 20 克　陈皮
10 克　元胡 10 克　乌贼骨 10 克

五剂水煎服，一日二次。

二诊：服五剂后，胃脘已不痛，纳食尚可，原方续服五剂而愈。

按：胃脘痛吃饭后加重，呕酸水，腹胀腹泻寒热夹杂，消化不良，升降失司，治当健脾利湿，清热和胃，辛开苦降之法。以党参、甘草、白术、茯苓、干姜健脾利湿，黄芩、黄连、苦降清热，白芍、元胡和胃缓急止痛，乌贼骨制酸活络。此患者嗜烟，吸烟对胃影响也大，笔者发现抽烟人若患胃痛大多胃酸高。

（五）呕　吐

呕吐，在《金匮》中有"食入即吐者是有火也"，吃入食物后随即吐出，实证居多，《金匮》中用大黄甘草汤。有些病人甚或在吃饭中即恶心欲吐，治之当降逆，顺气、消导。对症方中确可用大黄，疗效很好。"朝食暮吐者无火也"，在饭后 2～3 个小时，甚或在 5～6

个小时后吐出，也有正如《金匮》中所言朝食暮吐者，是胃中无火，属虚寒证，治当温中补阳散寒降逆，药如熟附子 10 克、干姜 10 克、豆蔻 10 克等。这种情况往往见于幽门梗阻、肿瘤等。《金匮》中的这两句话具有很重要的临床指导意义，不可不知，也不能不用。

典型案例

王某某　男　68 岁

2001 年 10 月 21 日初诊：因呕吐二十多天来就诊。患者有慢性胃病十余年，近二十天来每天傍晚发生呕吐，吐出物为中午吃入的不全消化掉的食物，伴胃口饱胀憋闷感。脘腹发冷，时有隐痛，纳食不香，大便三四天未解。经胃镜查为十二指肠溃疡疤痕所致不完全梗阻。诊其面色无华，精神不振，口唇色淡，双手皮肤冰凉，中阳不足无力腐熟水谷，升降失司朝食暮吐。治当温脾胃之阳，方选旋覆代赭汤合桂枝附子汤。

方药如下：

旋覆花 10 克　代赭石 20 克　干姜 10 克　党参 20 克　熟附子 10 克（另包先煎半小时）　桂枝 10 克　白术 10 克　砂仁 3 克　大枣 10 克　甘草 10 克

水煎服三剂，一日二次。

10 月 24 日二诊：服上药后只吐一次，腹满胀减轻，舌脉无任何变化，原方加白芍 20 克续服三剂。

10月27日三诊：已有三天没有再吐，纳食增加，脘腹胀满痛减轻，双手转温，舌质淡红，脉细弦。原方续服三剂。

　　10月30日四诊：服药后没有再呕吐。后以此法治疗原有之十二指肠溃疡。

　　按：此患者老年，胃病日久，中焦阳虚寒盛，发为朝食暮吐，正所谓《金匮》中所言"朝食暮吐者，无火也"。用熟附子、桂枝、干姜温阳气，散寒邪，以旋覆花、代赭石降胃逆。党参、白术、砂仁、大枣、甘草健脾和胃促脾运，服十余剂而吐止，诸症减。

（六）妊娠呕吐

　　妊娠呕吐有轻有重，重者终日水米不能进，呕吐厌食异常历时二三月之久，甚或更长者，我见过呕吐五个月者，靠补液、静脉给营养维护，人瘦到皮包骨样。轻中度者用中药有效。药选：紫苏10克，白术15克，半夏10克，砂仁6克，黄芩10克，生姜10克，黄连5克，吴茱萸6克。选几味用，或都用，有一定疗效，这些药对大人孩子都无害，我用多年未见愦事者。

四、大便异常治疗心得

（一）痛　泻

　　大便前先肚痛，或绞痛，或阵痛，泻后痛减或痛止，便可稀，甚或有水样便，有人有里急后重感，大多数病例为功能性者，查肠镜正常。病情也是时好时坏，与情绪、饮食有关。有些病人几年、十几年未见多大转变者。男性多发，一般不影响工作生活，有人甚至不就诊。当然，其症状也有轻有重，痛泻时间也不固定，有发于白天，有发于夜间，也有时间很固定的人。此病用"痛泻要方"有效。只是仿其意用药，单用此四味药，力量不够，加入其他药后疗效可增加。如合葛根芩连汤、香连化滞丸、四神丸、参苓白术散等。有些病人治好后还会复发，不要以为用药有效就永不复发，复发只是时间问题。也有几年不复发者，但愿如此。

典型案例

卢某某　男　35岁　干部　汉族

2001年4月8日初诊：腹痛腹泻反复发作五六年。

每当饮酒或饮食不节则加剧，大便前下腹部阵发性绞痛，并有便意，大便稀，混有黏液，泻下急迫，肛门烧热。肠镜检查未见异常，大便量多，便后腹痛即刻停止。严重时日痛泻三至四次，有时在白天，有时在晚上。饮食有规律则可自行缓减，服用氟哌酸也有效。纳食尚可，诊时见其偏胖，面色红润，腹部膨胀，左下腹有轻微压痛，舌质红，舌苔黄腻，脉滑数。肠道湿热，治以清热利湿，调和气机。

方药如下：

苍白术各 10 克　茯苓 20 克　黄芩 10 克　黄连 10 克　白芍 20 克　甘草 10 克　防风 10 克　陈皮 10 克　薏米仁 20 克　葛根 20 克　木香 10 克

水煎服 5 剂，一日二次，分二次服。

4 月 13 日二诊：服药期间没有发病，舌苔变薄黄，原方续服五剂。

4 月 18 日三诊：服药期间喝一次酒，有轻微腹痛，但没有发生腹泻，原方续服五剂。

按：此例痛泻肠中有湿热，饮酒后加重是因酒助湿热，俗话说"火遇火无处躲"，故暴注下迫。以痛泻要方调气机，以葛根芩连汤清肠中湿热。但此病易复发，忌口非常重要，嘱患者忌酒，忌暴饮暴食以防复发。

（二）五更泻

　　每天早上4～7点钟即腹痛腹泻，泻后为快，这些病人一到五更则睡不住，腹中闹腾，一便为快，日日如此。一些病人白天仍大便数次，古人用四神丸来治疗，有一定疗效。但很多病人服后无效，医生不得不另找新方。这些病人往往体虚，腰困腰痛，怕冷，乏力气短等。我用熟附子10克，肉桂6克，人参10克，白术10克，茯苓20克合四神丸，顽固者加用乌梅炭10克，山楂炭10克，有脓血者用黄连6克，马齿苋20克，白头翁20克等有效。腹痛加白芍20克，木香10克，也可用诃子10克等，成方有效者如乌梅丸。

典型案例

杨某某　女　65岁　家庭妇女　汉族

2001年11月8日初诊：腹痛腹泻四五年。每天早晨三四点钟开始腹痛，痛则欲泻，泻后腹痛缓减，白天一整天内不再排便。伴有腹中发冷，时有腹胀，偶有腰困腿痛，纳食尚可。曾在本院做肠镜，未见异常。诊见面色萎黄，精神尚可，舌质淡，舌苔白厚腻，脉沉弦。脾肾阳虚，治则健脾温肾阳。

方药如下：

党参 20 克　白术 10 克　茯苓 15 克　甘草 10 克
熟附子 10 克（另包先煎）　煨肉豆蔻 10 克　吴茱萸 6
克　五味子 10 克　补骨脂 15 克　黄连 5 克　炮姜 10
克　炒白芍 20 克

水煎服五剂，一日一剂，分二次服。

11 月 13 日二诊：服药后大便时间推至五六点钟，
腹中温暖。舌脉同前，原方加乌梅炭 10 克，续服五剂。

11 月 18 日三诊：服药期间有两天大便推至早八点
后。早晨三至六点有轻微腹痛，不起床也可再次入睡。
原方去乌梅炭，改用诃子 10 克，服用五剂。

11 月 23 日四诊：大便已改在上午七至十点间。便
前已无腹痛，将原方去熟附子，余药倍量做成蜜丸服
用，以善其后。

按：五更泻较常见，与过敏有关，绝大多数病人肠
镜检查正常。此例较单纯，无任何并发症，显现脾肾阳
虚，故只用附子理中合四神丸而见效。

（三）溃疡性结肠炎

腹泻伴便脓血，用肠镜检查见肠黏膜溃疡、糜烂。
有里急后重感，大便多者可日十余次，腹痛严重。患者

体瘦，所能吃的食物有限，吃不对就腹泻加重，反复发作。西医用泼尼松有效。病人极衰弱，所表现出来的症状脾肾阳虚，运化失司，清浊不分，寒热并见。有些病人四肢逆冷，下痢清谷腹痛，两目深陷，治之者远非一般温阳止泻所能力克。用乌梅丸加减有一定疗效，症状可以缓解，但终解决不了根本问题，我们常给患者灌肠，即中药煎剂保留灌肠，药方选择白头翁汤加减，配合服中药有一定疗效，我见过一例此病妇女患者，三十余岁患病，六十来岁转变成结肠癌而去世。有经中西两法结合治疗而痊愈者，我院皮肤科一女大夫，四十来岁患此病，中药服用乌梅丸汤，同时中药保留灌肠，并用西医常规治疗（即消炎、补液、激素疗法），经两年治疗基本痊愈。大便日一次，顺畅，无任何不适，体健可以正常上班。我体会：乌梅丸汤中用西洋参或红参疗效好，用到15克/日，冲面服煎汤都可，煎汤不必另煎兑入，与他药一同煎煮为好。熟附子用量10～15克，煎煮一个小时就可以，服后嘴不麻就行。乌梅用炭较好，治疗时间要长。服药半年甚至时间更长方可见效，此病用升阳益胃汤也有一定疗效。

典型案例

梁某某　71岁　男　已婚　干部　汉族

2006年3月4日初诊：患者腹泻十余年，大便多时日泻十余次，粪便中混有黏液和脓血伴里急后重。冬天受冻后加重，平素恶寒，四肢发冷，腹中冷痛，大便前后腹痛，大便过后腹痛自行缓解。每天早晨四点到五点腹痛，痛则泻下，纳食尚可，口苦口干，腰腿发软，走路弯着腰。患者来诊时身着厚衣，戴手套，平时不敢吃生冷食物，吃后则腹泻加剧。常服附子理中丸、固肠止泄丸等治疗。肠镜诊为溃疡性结肠炎，见结肠乙状结肠多处溃疡，表面有脓性分泌物，并有充血水肿。诊见其面色少华，精神尚可。舌质淡，苔黄厚腻，脉沉弦滑。患者脾肾阳虚，升降失司，寒热夹杂，肝脾不调，气机不畅，治当兼顾，方选乌梅丸加减。

方药如下：

细辛 5 克　肉桂 8 克　红参 15 克　熟附子 10 克（另包先煎半小时）当归 10 克　川椒 10 克　黄连 5 克　黄柏 10 克　乌梅炭 10 克　山楂炭 10 克　生地榆 15 克　补骨脂 20 克　炮姜 10 克　白芍 20 克　煨肉豆蔻 10 克　苍术 15 克

水服一日一剂，分二次服，七剂。

3 月 11 日二诊：腹泻由原来每日十余次，减至五六次。黏液减少，腹中已有热气，恶寒也减轻。舌脉同前，原方续服七剂。

3 月 18 日三诊：服药后大便日三至四次，后重感消失，便中无脓血，只有少许黏液。早晨腹泻已推至五六点钟，轻微腹痛，原方续服。五诊后，在乌梅丸基础上加减进退治疗半年之久，病情得以控制。

按：肾阳虚不助脾阳运化，寒热错杂，里急后重，大便脓血。以熟附子、肉桂、川椒、细辛、炮姜、补骨脂、肉豆蔻，温补脾肾之阳，祛逐寒湿之邪。用红参、当归、苍术补元气健脾胃，助运化。黄连、黄柏、生地榆清湿热凉血止血，乌梅炭、山楂炭、补骨脂、煨肉豆蔻固肠收涩止泻。白芍缓急止痛调肝并制约熟附子肉桂等的燥热，该患者前后服用该方四十余剂，其间略施加减一二味药。次年冬天患者旧病还是复发找我诊治，余以此方加减治之而愈。

（四）真人养脏汤与老年人肾阳虚腹泻

真人养脏汤（诃子、米壳、肉蔻、当归、木香、肉桂、白术、白芍、人参、甘草）治疗老年因脾肾阳气不足而腹泻者疗效好。症见腹泻日 3～5 次或更多，水样泄、无脓血、腹痛不甚，见体弱，神疲乏力，气短，倦怠等。中、青年久泻邪少虚多者也用之有效，若老年因虚而致泻者神效。要在对症用。

典型案例

朋友之父　刘某　男　78岁　农民　汉族

1992年6月3日初诊：不明原因发生腹泻，日泻3～4次，二十余天不止，泻下物为稀黄水样便，无脓血，无后重感，轻微腹痛腹胀腹中不适感，纳食减少。因腹泻而无力起床，气短倦怠，在小诊所输液治疗效果不好。诊见其精神不好，语言低微，两目无神，面色萎黄，舌质淡，舌苔薄白，脉沉细。脾阳不足，失于固涩。方选真人养脏汤。

方药如下：

诃子10克　米壳10克　煨肉豆蔻10克　当归10克　木香10克　肉桂6克　白术15克　白芍20克　红参10克

水煎服五剂而愈。

按：脾肾不足，失于运化，中阳不固，发为泻泄。此方温阳而不燥，健脾而不壅，固涩而不留邪。此方是老年人理想的固肠止泻方。

（五）便　秘

习惯性便秘女性占绝大多数，从十几岁至几十岁都有。2～3天解一次大便是常事，粪干结难下，有些病人因此而造成痔疮、肛裂。不少人靠服用推肚药维持大便通畅。我见过一例习惯性便秘患者，出差旅游，十几天没解大便，突发昏迷，查无任何阳性发现，当时住西安某大医院，大夫不知所措，等到家人来后才告知快通大便，待大便拉出燥屎许多后自行苏醒。原来是自身中毒，严重到如此地步，真乃奇观。此等患者，用硝黄取快于一时，不是个办法。我常用以下一些药治疗，取得了一些效果：白术20～30克（生、炒都可以），莱菔子20克（儿童减量），白芍30克，甘草6克至10克，决明子10～20克，女贞子10～20克，枳壳10克。视其病症，尚可加入火麻仁、郁李仁、瓜蒌仁、桃仁等所谓五仁汤，不过五仁不可长用，毕竟属润而致泻药，只能暂用。以上几味药也不能堆垒用，只选其中几味，便秘严重者入五仁中之几仁即可，不严重者不必选仁类药。此方无论男女老幼都可用，只是剂量做些调整而已。可用治习惯性便秘的药尚有：知母，若有胃火的人用之很好；苁蓉，老年、妇女都可用；地黄，阴亏血少之人用之，与当归同类，相同功效。他如瓜蒌仁、代赭石、锁阳、何首乌，特别提出的是山栀子、炒焦后用，妇女肝脾不调用之有效。

典型案例

冯某某　女　48岁　已婚　干部　汉族

2007 年 2 月 18 日初诊：因习惯性便秘十几年，近年加重并伴月经不调、失眠来诊。患者大便三至五天一次，排便困难，常服麻仁滋脾丸或通便灵之类泻药方可排出粪便，患者常为排大便而苦恼。伴有月经量少，错后，心烦失眠，手足心热，经前症状加剧，经期反排便较畅。诊见面色潮红，两目怒视，口鼻周围有红色小疹，舌质红，薄黄苔，脉弦数。肝郁胃火，治当调肝和脾胃。方选加味逍遥散。

处方如下：

柴胡 15 克　当归 10 克　白术 25 克　白芍 20 克丹皮 10 克　焦山栀 10 克　薄荷 10 克　干姜 10 克　甘草 10 克　茯苓 15 克　桃仁 10 克　枣仁 20 克　决明子 10 克

水煎服五剂，一日一剂，停服一切泻下药。

2 月 23 日二诊：服药期间大便每日一次，且畅通。舌脉同前，原方续服五剂。

2 月 28 日三诊：大便通畅，此期间未来月经，经量较前增多。

按：因肝脾不调，肝失疏泄，胃肠气机不畅发为便秘，加味逍遥散疏肝健脾，调节升降，则大便应时而下。

成方有众人熟知的济川煎，老人因于中气不足，津

亏液枯之人有效，用时尚可入仁类药，如火麻仁、桃仁
等，中年妇女习惯性便秘用丹栀逍遥散有效。本人多年
来见中年妇女肝火脾虚便秘即以此方加减治之见效
很快。

　　单味药决明子炒熟研末，冲服或泡后当茶饮用，对
有些患者有效。曾治一王姓女患者，中年，每如厕需费
时半小时，痛苦不堪。用此法病愈，此患者后来逢人便
讲她的治疗经验，效仿者也众。

五、几种肺系病治疗实践录

（一）哮喘治法探讨

我们的前人创制了很多治哮喘的处方，从张仲景开始，历代都有新方出来。有名者要数小青龙汤、射干麻黄汤、己椒苈黄丸、苏子降气汤、定喘汤、紫金锭、金匮肾气汤等。这些方子治疗症状单一，病情轻微的患者，果真辨证准确，用之确有疗效，但对于病情严重、哮喘反复发作、病史经年者则杯水车薪。考古人治此病处方中大多含有麻黄，显然古人把止喘的希望寄托在麻黄身上，麻黄也确有平喘作用，但遗憾的是能用麻黄的哮喘病人并不多。比如患有高血压、心脏病、长期失眠者，阴亏血少者，麻黄都在禁用之列，所以麻黄剂的适应人群并不宽广。又如苏子、地龙、射干、白果、葶苈子等前人也用治哮喘，单用者少，大多配入复方之中。对于重证患者，这些药也是病急药慢无济于事。

近代圣达前辈也寻找了一些可以治哮喘的方和药，如用大黄作为主药者，又如天浆壳、石韦、路路通、地龙等。成方有过敏煎（银柴胡、五味子、防风、乌梅），还有在三伏天于背俞穴贴药（药用白芥子、甘遂等）。这些方药治法，治该病都起到些作用，本人也尝试用过。但此病本非一般疾病，人与人又不相同，用在张三身上有效到李四那儿则反加重，远非一法一方可以尽治之。

　　哮喘发病期间，若患者确实有过敏现象，如有鼻塞、喷嚏频发，鼻腔痒痒难耐，清涕如水流，继而出现呼吸发紧、胸闷、气憋、气短，患者自感喘不过气来，呼吸困难，严重者张口抬肩，目凸面浮，汗出如雨，咳声不断。有些人持续10分钟左右，有些人则1～2小时，甚至更长才能缓解。我们发现这些病人先有过敏性鼻炎，然后才向下发展成哮喘。过敏性鼻炎发病时间可长可短，有人1～2年后发为哮喘，有人则几个月发为哮喘。我跟踪治疗过一位患者，十二岁发生过敏性鼻炎，每年秋冬交替季节发病，用泼尼松特效，扑尔敏和中药也有效，入冬则自行缓解。终于在十九岁高三时，发展为很重的哮喘病。类似此等情况在鼻炎时就当积极给予治疗，预防以增强体质。如果已发展为哮喘用下方：苍耳子10克，辛荑6克，桂枝10克，白芍20克，甘草9克，枳实10克，蝉蜕10克，地龙12克，防风10克，苏子12克，白芥子10克，葶苈子10克，川军

5克，鱼腥草30克，白茅根30克，生地15克，徐长卿10克，苦参15克，黄芪30克，白术15克，荆芥10克。水煎服1日1剂，此方有效。方子很大、很杂、顾不了许多了，只求一效。我们治病是为缓解病情，病人服后有效是唯一宗旨。我说不出更多的理由，也解释不好方意。反正用之有效就行，有点类似白猫黑猫理论。此方仅针对有鼻部症状者，有人甚至服1～2剂就见效。患者服药十天半月，其病可缓解半年。

对于无鼻部症状的哮喘，中药可选用以下一些药如麻黄、徐长卿、地龙、蝉蜕、白鲜皮、苦参、地肤子、葶苈子、大黄、射干、土茯苓、路路通、石韦、乌梅、银柴胡、五味子、防风、荆芥、全蝎、白僵蚕。其中麻黄用之得法，药不负人。除我在前面提到的禁忌而外，还有传统上的一些禁用指征，那就是伤寒论中提到的，尺脉迟、尺脉微、咽（干）、淋（病）、疮（家）、衄（鼻出血）、血（出血症）、汗（自汗过多）、寒（久寒证）都要慎用，不是绝对不能用，而要慎用。麻黄最为针对的人是内、外寒象的病人，面白、舌淡、苔白、肢冷、身寒、清涕、恶寒、纳差、脉紧等。我用丸散剂治疗该病时，即使有些不十分对症也用麻黄，只不过是配合一些反佐药进来，以抵消其副作用，如习惯上用的石膏等。第二个药是葶苈子，人们习惯上把葶苈子用在治悬饮上，因为有个治悬饮病的方是此药和大枣。人们用治胸水、腹水、心包积液、水气凌心者多。其实该药平喘效果卓著。我将此药作为治喘君药，凡哮喘不问何因都用此药，都加入复方中用，实践证明，用此药与不用此药疗效不同。当然我没有单用此一药治过哮喘，不能说有效就是此药之功。毕竟我是临床大夫，患者不允许我用单一药去试治以致造成严重后果。一般成年人用量是 10 克左右，用 10 克我都不加入大枣，未见腹泻甚者，绝大多数患者大便改变不大。若用 15 克或以上者才加入大枣 3 枚或 5 枚，腹泻不太严重。

第三个药是大黄，川军对此病有效，一般也是入复方中。有人说便秘用之，我认为无论大便是怎样都用该药。当然便稀 1 日 2～3 次者不能用，大黄确有平喘作用，很多人都在用。制大黄用之较安全，一般用量是成人 10 克左右。

以上三味药治此病有效是人所共知的，我只是在我的临床生涯中更证实其可靠性，特别提出来而已。此三味可以同用，也可单入，可做成丸散等剂型用之。

以上所举是祛邪药，下面再列举些扶正药：

地黄、阿胶、胎盘、人参、黄芪、淫羊藿、补骨脂、冬虫夏草、蛤蚧、当归、白术、白芍、甘草。此病本虚标实，正不胜邪；每个病人都因正虚邪盛而发病，只是正邪多寡不同而已。前人教导我们治此病发时治标，缓解后治本。可是有些病人发病时就有虚的一面，总不能置之不理，此时得扶正祛邪。扶正用哪些药呢？我常用的几个药：一是地黄，生熟都可以，区别不大，此药虽对胃有影响，佐些砂仁就可克服，尤其对女性患者、年轻的女性患者有效。此药有类激素样作用，用后可以减少激素用量。第二个药是人参，我喜欢用西洋参，一般用量10克，当然虚损严重者还可用至20克，患者服用后气力大增，气短改善，如和大黄同用，也可减缓大黄泻后病人虚弱不适的症状，与葶苈子同用也然，如合并用心肺功能不好此药更是非用不足以改善病人的状况。第三个药是紫河车即胎盘，此药一般不入煎剂，入煎也可，但病人接受不了煮出的味道，难以下咽，故入丸散要好，我用丸药治该病都用此药作为扶正必备之药，疗效甚好。第四个药是冬虫夏草，此药疗效好，但药缺价高远非一般消费者所能及之，如入丸散之中肯定比不用强过很多。

　　除此祛邪扶正类药外，他如活血化瘀的桃仁、红花、川芎、郁金，清热解毒的银花、连翘、鱼腥草、冬瓜子、石膏、瓜蒌、黄芩，理气宽胸的青皮、枳实、木香，祛痰的半夏、苏子、莱菔子、浮海石、南星、竹沥、贝母、竹茹，养血宁神的枣仁、远志、柏子仁，具有抗过敏作用的蝉蜕、白僵蚕、徐长卿、土茯苓，有解痉作用的全蝎、地龙、射干，降气下沉的旋覆花、代赭石、沉香、紫石英，宣肺散表邪的荆芥、紫苏、杏仁、前胡、冬花，敛肺固本的白果、五倍子、米壳、乌梅等药都可选加。一个方子中可以数法并用，多药齐投，莫言药多，不嫌方大，唯有一念"治病"，治好病就行。治不了病还谈何君臣佐史呢！所以见到有虚象的发作期病人也当投些扶正药，扶正是为祛邪、相辅相成。

此病不可能用一月二月治愈，必须坚持长期治疗，经月经年。这样一来用汤药是有些问题，一则费钱，二则费工夫。中药煎剂难以下咽，病人不易坚持，怎么办呢？可以将有效方改做成丸剂，水丸蜜丸都可以。不但省钱、省时、省力，病人也愿意接受。我所治疗的患者中，多人服用丸剂长年缓解。

典型案例

蔺某某　女　41岁　已婚　汉　农民

2002年2月22日初诊：患者有哮喘病史十余年。四季皆发病以秋冬春三季为重，哮喘发作时用喘定喷雾可缓减，口服氨茶碱、肺保三效等药也可缓减病情，自服河北一家医院寄来的中成药水丸，服此药可缓减病状，但不能停药，停药则发作频繁，近几天因着凉，哮喘发作呼气困难，张口抬肩，喉中有痰鸣声。咽喉部发痒则咳喘发作，动则更甚。自述咽中如有物塞感，必须用喘定喷后可缓减一至二小时。伴有咳嗽，咯白色稠黏痰，鼻塞不通，时有鼻痒，打喷嚏，月经和二便尚可，睡眠不好，梦多早醒，有时夜间喘甚。有腰困痛，腿软，气短心悸，出汗多，有轻微恶寒。查见面红赤，口唇紫绀，两肺干湿啰音，以干啰音为主。体温正常，舌质暗红，舌苔黄腻，脉滑数。肾不纳气，肺气不降，风寒外侵，痰浊阻肺。治当宣肺散寒，化痰祛饮纳气，定喘顺气机。

方药如下：

防风 10 克　荆芥 10 克　苍耳子 10 克　辛荑 6 克枳实 10 克　蝉蜕 10 克　地龙 10 克　苏子 10 克　葶苈子 10 克　制川军 6 克　射干 10 克　徐长卿 10 克　苦参15 克　白术 10 克　茯苓 15 克　黄芪 20 克　生地 10 克砂仁 5 克　白果 10 克　桑白皮 10 克　路路通 20 克

水煎服七剂，西药服氨茶碱、消炎药等，病发时用喘定喷雾。

3月2日二诊：服药期间大便日二至三次，哮喘缓减，咳嗽咯白黏痰，舌脉同前，效不更方。原方加大枣10 克续服七剂。

3月9日三诊：哮喘没再发作，但仍有咳嗽，咽堵，呼吸困难，乏力心悸，腰腿无力。原方加入紫河车粉 6 克冲服、沉香粉 4 克冲服治疗一个月。吃药期间，没有大犯病，病重时不用喘定喷也可以。将上药倍量入紫河车、沉香、紫石英制成水丸，日服十克，分三次服，两个月后来诊病情稳定。

按：哮喘是疑难病，俗话说"内不治喘"，有些哮喘病人有过敏因素，反复发作。过去说发时治表治肺定喘，可有医家发现这种治表之法不如表里同治，如已故姜春华老师就提出哮喘发作时要表里同治，攻补兼施。笔者支持后者，也身体力行，效果确实不错。关键药是川军和葶苈子，但是两药同用易致病人腹泻。葶苈子如用量超过 10 克，则一定要加些大枣，用大枣后可克服该药制泻过猛。扶正药以沉香和紫河车为好，此两药研面冲服好用也省钱。女病人一定要用生熟地滋肾阴以助纳气。男性病人以补阳气为主，可选淫羊藿、补骨脂、太子参等。用药治疗时间一定要长，告知患者要有耐心。病情稳定后治疗当转入调整阴阳五脏平衡，补不足损有余，杜绝复发为上策。

（二）四例支气管扩张治后

我治的四例支扩病人，病情都较严重，全都是经气管造影后确诊的患者，都是女性。反复发烧咳嗽，咳吐大量脓痰、血痰。咳咯血性痰为主要症状，当然病人尚有气短、胸闷、呼吸不畅；全身症状有倦怠，出汗，心悸，动则汗出，无力干活儿，易感冒，纳差等。中药治疗：用芦根 20 克，白茅根 30 克，鱼腥草 30 克，冬瓜子 30 克，青黛 6 克，海蛤壳 15 克，地骨皮 10 克，桑白皮 10 克，黄芩 10 克；扶正给西洋参 15 克，黄芪 30 克，百合 20 克，仙鹤草 30 克，功劳叶 20 克，沙参 10 克，白术 10 克，茯神 15 克。止血用地榆 20 克，阿胶珠 20 克，藕节 15 克，血余炭 10 克，便秘用川军 10 克。喘加白果 10 克，地龙 10 克，射干 10 克。四例病人都用这些药组成方治疗，病情都得到不同程度缓解，其中有两例每年冬秋季发病严重，都找我用中药控制。经治三年，第四年发病后，病情更严重，都做了手术。两例中一例术后仍有咳嗽、气短、心悸等，又找我诊治，服药后诸症得好。没采用手术治疗的两例经长期服用中药，病也得到长久的控制。我体会该病发作，病情严重，脓血痰难以根治者，中药只能控制一时，使病情得以暂时缓解，终究仍需手术根治。如果多方治疗，包括体育锻炼、服用保健品，果真做到预防为主，病人早期就用中药治疗，可以不用手术治疗。未手术的两侧有一例病史已二十余年，至今健康生活。

（三）过敏性咳嗽

我称作过敏性咳嗽者，也类似于有些学者所称的咽喉性咳嗽，也类似急性上呼吸道感染、急性支气管炎等。因何种病因，如过敏？病毒？还是细菌？甚或其他什么，尚不太清楚。总之有这么一部分病人，遇着冷空气、异味、食物、感冒后则发为咳嗽，或以咳嗽为主要临床症状。我称其为过敏性咳嗽，类似中医叫的"风咳"。这一部分病人四季都有，有人有诱因如伤风寒，接触异物，有人无任何诱因，无论男女老少都见。突出的表现是咳嗽，以干咳为主，有痰也少量，咽部发痒，一痒就咳，直咳到不痒为止，无论昼夜发无定时。有些病人咳则遗尿，有少量尿溢出，女性多见。有发烧但大部分病人不发烧。有些病人感到咽干有异物堵塞，甚至呼吸发紧。咽喉中有痰，痰鸣声。有些病人鼻塞流清涕，舌苔脉象尚未摸出规律。用传统药方治疗效果一般，甚或说根本无效。我用下方：防风10克，荆芥10克，徐长卿10克，白鲜皮20克，蝉蜕10克，双花20克，连翘20克，射干10克，甘草10克，白芍15克，百部10克作为基本方。严重者加入脱敏煎（银柴胡、防风、乌梅、五味子），口干渴加石膏30克，便秘加川军 10 克，口干咽燥加沙参 10 克，天麦冬各 10 克，知母 15 克；火大加板蓝根 20 克；咽痒甚加苦参 15 克，喘加地龙 10 克；痰多加贝母 10 克，杏仁 10 克；年老体弱加白术 10 克，茯苓 20 克，干姜 10 克，细辛 5 克；黄痰加黄芩 10 克，桑白皮 10 克；有寒象、睡眠好用麻黄 10 克，还可合麻杏石甘汤，只有用此方法才可见效快。这类病人西医诊断可能有急慢性支气管炎、变异性哮喘、肺感染等。有大量病人经西医药治疗几天、十几天，甚或 1～2 个月，仍在咳嗽。这些病人是经多方医治无效后，辗转托人来看中医。这些病人用传统中医辨证施治，不如用此方治疗，经此治疗确有疗效。

典型案例

韩某某　女　56 岁　已婚　干部　汉族

2005 年 4 月 12 日因咳嗽住本院呼吸科，住院号为005821，患者一周前因感受风寒，发热体温不高，恶寒、鼻塞、咳嗽、干咳咽痛、周身不适。查血常规正常，胸片提示有慢支；既往有咳嗽病史，用抗生素、抗病毒药、抗过敏药、止咳化痰药治疗十天，患者全身情况好转，仍干咳、咽痒，早晚重。请中医会诊，于2005 年 4 月 12 日中医建议其转入中医病房诊治，患者也同意。于当日转入中医病房诊治，查其干咳，咽痒而干痛，咽痒即咳，咳则遗尿，裤子常尿湿，以干咳为主，偶有少量痰，不利，鼻塞流清涕时痒，打喷嚏。查其舌质淡，苔薄黄腻，脉弦浮。中医诊为：风寒夹里饮咳嗽，西医诊为：过敏性咽喉性咳嗽。

组方如下：

防风 10 克　荆芥 10 克　蝉蜕 10 克　白僵蚕 10 克

苦参 15 克　射干 10 克　徐长卿 10 克　白鲜皮 15 克

银花 15 克　连翘 15 克　板蓝根 15 克　甘草 10 克

百部 10 克　五味子 10 克　干姜 10 克　乌梅 10 克

水煮服四剂，一日一剂，分二次服。四剂服后咳止出院。

按：此患者咳嗽因过敏引起，治疗按西医理论组方：防风、荆芥、苦参、蝉蜕、白僵蚕、乌梅抗过敏解除支气管、喉及气管水肿，徐长卿、白鲜皮有镇静、镇咳作用，并有抗病毒作用，银花、连翘、板蓝根抗菌抗病毒消炎，甘草、百部、五味子止咳祛痰，干姜、五味子健胃调整免疫功能并可镇咳祛痰。这样组方用于此类咳嗽，疗效也很好。

六、肝胆病治疗点滴

（一）急性胆囊炎

此病在综合医院很少能让中医赶上。我一位朋友的母亲，岁至七十多。突发胁肋剧痛，目黄，二便不通，不能饮食，痛苦异常。经 B 超及血化验证实其为急性胆囊炎、胆结石。查其右上腹疼痛拒按、腹硬而胀，巩膜皮肤轻度黄染、发烧、恶心。患者本人拒不接受手术治疗，自认为快入土的人，不愿再给孩子们添麻烦。其家人请中医死马当活马医。见效病好则已，不好也由命承天。我给开服大柴胡汤合茵陈蒿汤，川军用 10 克。服三剂痛止，体温正常，能吃便稀，再予小柴胡汤调理半月而愈。此后凡遇急性胆囊炎即给予中药治疗，恒以大柴胡汤做底方，略施加减，若能配合用西药抗生素等支持疗法，可以大大缩短病期，减少病人痛苦。其中有几个药是当重视的，第一是大黄，六腑以通为用。治急腹症，通腑为最重要的，只有腑通病才可去。用量要大，至少 10 克，最多可用至 30 克，制大黄病人服后腹痛不剧，泻下也较缓些。柴胡、枳实、白芍、甘草、四逆散必用，此方止痛效果很好，也退烧。黄疸要用茵陈蒿汤，与大柴胡汤合用。无论其有无结石都用。单用大柴胡汤退烧不好。还有郁金和金钱草，金钱草用至30～50克左右。再一对组合就是小陷胸汤和虎杖。黄连清火解毒另有消炎作用，虎杖外观似大黄，味道也有些相同，清热解毒效果好，并不泻下。瓜蒌有泻下作用，化痰祛浊，开胸下气止痛，是比较理想的一味药。我曾在东直门医院跟高益民老师学习了一张治胆囊炎的方子，叫"遂虎泻心汤"，此方用甘遂、虎杖合小陷胸汤而成。高老师讲甘遂可以入水煎，最好是吃面为好。我自己在临床中以大黄代甘遂，因甘遂性烈，峻猛，剂量难以掌握，无论其怎么服也是未知数，量小无效，量大致泻，故用大黄代之，自认为其效不减。或许如果用甘遂其疗效会更好也说不定，只是本人没有用过。

典型案例

苏某某　男　66岁　农民　汉族

2003年6月28日初诊：患者因右上腹疼痛，疼向右后背放射、腹胀、恶心。在某医院门诊诊治。经做B超血化验诊为急性胆囊炎、胆石症。因患者经济困难无法入大医院治疗，只在小诊所静脉输抗生素治疗，大夫建议其加服中药。查见其右上腹部压痛明显，腹肌紧胀，莫非氏征阳性，大便3日未解，舌淡红苔黄腻，脉弦滑数，中医诊为胆胀、胁痛、黄疸，肝胆湿热，气机阻滞，浊邪不去，治以通腑为第一要务，方选大柴胡汤合"逐虎泻心汤"加减。

方药如下：

柴胡20克　黄芩10克　半夏10克　制川军15克白芍20克　枳实10克　山栀10克　虎杖15克　黄连5克　大腹皮10克　郁金10克

水煮服三剂。一日二次。

7月1日二诊：黄疸已减退不少，腹压痛缓解，大便日2次。黄稀便，小便转清些，舌苔已退，中焦湿热未去，续服原方三剂。

7月4日三诊：黄退、腹痛止。舌苔薄白，脉弦。已能进食，改用小柴胡汤善后。

按：六腑以通为用，此例湿热积聚于中焦肝胆胃肠，治则以通为要，使胆腑湿热从大小便解出，故用大剂大黄、山栀，使邪从二便出。大黄为君药，用量要大，"有病则病当之"，胆囊炎用茵陈有效，如果有黄疸更宜用之。

（二）慢性胆囊炎

相对于急性胆囊炎，慢性胆囊炎中医遇到的机会要多得多，有的中医称其为胆胀病、胁痛病。患者右胁痛，有不少病人右肩背部疼痛，发困。生气、吃油腻食物诱发或加重，很大一部分人伴有结石。此病女性多于男性，大多见于中老年女性，肥胖者更多，城里人多于农村人。B超可以助诊，治之用柴胡剂有效，大、小柴胡汤、四逆散等，有时也用"遂虎陷心汤"。此病实证要多于虚证，对于久治不愈的病人要想到有虚的一面，不能望字生意，见胆囊炎就想起柴胡剂，无论其为炎症或是结石都有虚证的患者。而虚证主要表现为腹胀、纳差、乏力、脉弱舌淡，当然有胁痛、背困等。治要用四君子、六君子、香砂六君子之类。实则阳明，虚则太阴。虚要治脾胃为主，不能一概疏肝理气清热利湿。我用健脾和胃治好无数胆囊炎，重要的是辨证准确。

对于老年、体弱、久治不愈的人也可试用补土涵木法，病情反倒得以控制。要知道理气、开气、疏气、散气久而久之都盗气，也即内经中所说的"久而增气，气增而久，损之至也"。

也有两个药提出来，我常用黄柏、茵陈两味药治此病，或入复方或单用此二味药，做蜜丸或装胶囊内服，也治好了不少患者，今后还需进一步观察总结。要特别说明的是，如用此两药治该病，时间必须长，少则一个多月，多则半年，未见有不良反应者。当然也有无效病例，不是百发百中。

典型案例

五六年前有一朋友之妻，五十余岁，患胆囊炎有年。上火和情绪不好时右胁肋部疼痛，痛向后背部放射，B超查其有脂肪肝、胆囊壁厚、毛糙，其人偏胖。我为其制作了1个月的胶囊服用，内装黄柏和茵陈两味药。等量研面装入一克的空心胶囊内，每次服四粒，一日二次，服用两个月停药，患者自觉无任何不适，做肝胆B超：肝胆正常，后随访多年未复发。

（三）肝炎治疗的体会

急性肝炎，无论甲型或乙型还是其他型肝炎，出现黄疸，在急性期用中药效果很好，这已是众所周知的事情，用方主要是茵陈蒿汤方系列。尤其急性重症肝炎，用中药后可以减轻症状，迅速退黄，保护肝细胞。选用山栀10克，虎杖15克，赤芍20克，五味子10克，黄柏10克，丹参20克，茵陈20克，大黄10克，板蓝根

20克，大青叶20克等。入血分，出现舌红或绛红，高热不退，甚至神志改变加用水牛角20克，丹皮10克，元参10克等，再适当加入利湿药就可见效不必多言。难在治疗慢性肝炎上，无论其为何种原因造成的慢性肝炎，治疗起来都很难，远非几月能见功。以乙型肝炎为例，此病较常见，有些病人无任何症状，只在劳累或饮酒后有症状，无论其为大三阳还是小三阳，使其转阴不易。我所治疗的病人中间，有经我治疗近二十几年的患者，未见其阴转。有报道转阴率在15％～30％之间，大概是中西医两法治疗后的结果吧。单用中药治疗者，有人认为以滋阴为主，有人主张壮阳助肾，都有使其转阴的报道。我体会消除症状容易，目的是使其带毒长期正常生活，无任何不适，不妨碍其工作学习生活。我觉得治疗此病在于扶正祛邪，理肝健脾和胃活血化瘀加上清热解毒为大法。扶正选黄芪30克，人参10克，黄精20克，白术10克，五味子10克，理肝健脾和胃选柴胡剂，他如郁金10克，香附10克，枳实10克，焦三仙各10克，大腹皮10克等都可选加。再加活血化瘀药：如丹参20克，赤芍20克，苏木10克，红花10克，刘寄奴15克，元胡10克，清热解毒选虎杖15克，茵陈20克，黄柏10克，黄芩10克，板蓝根20克，双花15克。以上药选用不是全用，总之要数法并用、多药并投。有几点经验，一是肝炎病人切脉很难切出或根本无特异性脉象，但慢性肝炎有些病人有其特殊面象，如表现黑灰似烟熏过之色，可作为诊断慢性肝炎的一个指证，比如蜘蛛痣一样，有特异性。类似这一类病，我在方中加入茵陈，黄柏。还有肝区疼痛，有些病人很顽固，我用苏木10克。有时单一苏木入复方中，若痛甚久治不愈，我再加入贯众10克和蚤休10克，绝大部分肝区痛甚患者可以得到缓解，或彻底止痛。三个体会是若肝区痛甚而舌红无苔，口干舌燥，手足心发热，用金铃子散治疗也有较好疗效。金铃子散（沙参、金铃子、当归、生地、枸杞子、麦冬、川楝子）。

典型案例

金某某　男　35岁　农民　已婚

2004年8月20日初诊：患者有乙型肝炎病史十多年，"大三阳"，平时肝功正常，每因劳累后则发病，来诊时见肝区痛，腹胀，纳差，时而恶心，厌油食，乏力，查肝功能转氨酶110U/L，诊为慢性乙型肝炎，舌质淡红，舌苔白厚腻，脉沉弦。毒邪侵肝，脾胃受伤，正气虚而邪气盛，治当调理。

方药如下：

黄芪30克　白术15克　薏米仁20克　黄精20克
五味子15克　茵陈20克　柴胡10克　丹参15克

虎杖 15 克　陈皮 10 克　赤芍 20 克　焦三仙各 10 克
板蓝根 20 克　蚤休 10 克　苏木 10 克　茯神 20 克

水煮服七剂，一日一剂，分二次服。

8 月 28 日二诊：肝区痛好转，纳食增加，精神好转，舌脉同前，原方续服十四剂。

9 月 6 日三诊：查转氨酶 60U/L，诸症基本消失，将上药加三倍量，做成蜜丸服用 2 个月，症状基本消失，肝功能正常，但大三阳无改变。

按：此患者正气不足，邪气有余，毒湿热瘀致使肝脾受伤，气机不利，以芪术黄精五味扶正，虎杖、蚤休、板蓝根祛毒邪，苏木活血止痛。

七、治冠心病方药杂谈

冠心病也是中医门诊的常见病，名家经验方也不少。我主张用邓铁涛老先生的治法，他常用温胆汤为基本方，然后根据临床症状略施加减。我用温胆汤再加入郁金 10 克，菖蒲 10 克，枣仁 20 克，柏子仁 15 克作为基本方，也即我称之为底方。然后再临症加减，如虚证加入生脉散、黄芪等；前后心痛加入瓜蒌薤白汤；前胸痛加入元胡 10 克，红花 6 克，冰片 3 克，三七参 10 克，白檀香 10 克等；下肢水肿加入茯苓 20 克，猪苓 15 克，泽泻 10 克；心悸甚入桂枝龙牡汤；肥胖加入荷叶 15 克，苍术 15 克，大贝母 10 克，决明子 15 克，玉片 10 克，山楂 10 克。当然这些患者，我指已经确诊了的患者，单纯患此者少，有并发症者多。无论有无并发症，他们都服用西药，如阿司匹林、消心痛、合心爽等。之所以再找中医，是想消除症状，如只用西药仍不能控制心绞痛者，希望用中药解决问题，达到止痛目的。有的是久治不愈用遍西药非但症状不能解除，心电图也无任何变化，希望配以中药，借用中药这支生力军来帮助一下。再者是想除根，中医药治冠心病很有效，尤其西医药久治无效者，往往用中药疗效很好，无论是解除临床症状还是改变心电图都有效。我体会止痛最速最有效者要数麝香、冰片、苏合香制剂，活血化瘀要算西红花、三七参等。但麝香、西红花都因价格昂贵不易得到，一般患者也吃不起。我常将此四味药配在复方中，制作成丸药，嘱病人长期服用，即节省药源也省钱，疗效不减。该病不是一二个月可痊愈的疾病，既然如此就需从长计议。我认为治疗此病，无论患者睡眠怎样，都在方剂中加入枣仁和柏子仁，其疗效大为提高，起到养心安神作用。这是我从治疗肺心病人中悟出来的。治疗肺心病，与辨证复方中加入此两味药，患者感到很好，心悸、气短、乏力等症状可得以改善，用比不用疗效要好。后将此法用于治疗冠心病也收到好效果，如胸痛彻背，背痛彻胸以痛为主是有瘀血无疑，用血腑逐瘀汤合瓜蒌薤白汤治之，绝大部分病人很快得以缓解。活血药不能久用，长时间应用则伤气，如必须久用则应加入补气药。

典型案例

靳某某　男　58岁　无业　已婚　汉族

2000年5月11日初诊：患者胸憋闷气短，时有心前压痛约十余分钟可过去，已有二三个月。在我院做心

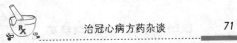

电图提示 S-T 段异常，心彩超提示左心室收缩功能减退。血脂高，有烟酒嗜好，血压正常。在我院心内科诊为冠心病，心绞痛。嘱其做冠脉造影准备放支架，患者因经济困难未做。服用西药治疗，每周胸痛发作一至二次，因患者发病前曾生过气，有人建议其看中医。诊见其肥胖体态，面红赤，舌质暗红，舌苔厚腻，脉沉滑，证属痰浊，瘀血阻滞胸中，心气不畅发为胸痹。治当化痰顺气，活血养心。

方药如下：

陈皮 10 克　半夏 10 克　茯苓 15 克　甘草 10 克枳实 10 克　竹茹 20 克　菖蒲 10 克　郁金 10 克　枣仁 20 克　柏子仁 15 克　红花 10 克　葛根 20 克　荷叶 10 克　苍术 15 克　白檀香 10 克

水煎服七剂，一日一剂，分二次服。

5 月 18 日二诊：服上药后胸已不憋闷，心绞痛未再发作。原方续服七剂。

5 月 24 日三诊：服上药后，自觉一切症状消失，已开始做些力所能及的工作。

5 月 30 日四诊后将上药制作成水丸，每次服六克，一日二次，服用两个月后复查心电图较前好转。

按：冠心病心绞痛若以胸闷胸痛为主，尤以胸中气塞满为主要表现时治则应以宽胸顺气为要，温胆汤升清降浊，顺应开合，再入活血养心之药以祛邪扶正。然需服用时间要长，超过1～2个月则应加入些补气药，散气活血药服久了伤气血，故一定要入些养气补血之品，方可长服无碍。

八、治中风杂谈

当我们翻阅古代中医临床文献的时候，看到最多的是对中风病治疗的论述。在这些著作中，古人把中风列在开篇第一目，之所以如此重视该病，究其原因，一是中风发病率高，二是对人类危害甚大，时至今日该病仍然是发病率、死亡率最高的病种之一。

在《黄帝内经》中有"偏枯""煎厥"等类似本病的记载，认为此病是操劳过度，或起居不慎，饮酒过度，入房不守等致使阴气消耗，阳气过旺，阴亏阳亢而发，而书中并没有提出治疗方剂和具体用药。所说的阴病治阳，阳病治阴，从阴引阳，从阳引阴，后世医家认为那是指用针灸治疗而言。直到东汉时期，张仲景在《金匮要略》中才第一次提出用"风引汤"治疗"瘫痫"，同时还有一方叫"侯氏黑散"，以上两方现今的中医临床家已很少（甚或是）根本不用于治疗中风了。

前人把中风急症分为两类，即闭症和脱症。闭症见闭目、咬牙、握拳无汗便收，脱症与之相反。都在突然昏倒、不省人事情况下发病。脱症绝大多数见于急性脑出血，大多凶多吉少。在综合医院中医科的医生已很少能见到此症，更无治疗的机会。中风闭症，若能早期中西医结合治疗，要比单纯西医治疗生存率高，后遗症轻而且少。

（一）关于分型问题

从《金匮》开始，把本病分为三型，即中经、中腑和中脏。中经"邪在于经，即重不胜"；中腑："邪入于腑，即不识人"；中脏："邪在于脏，舌即难言，口吐涎"。历代医家用此法指导临床用药者大有人在。即使现今仍有学者用这种分类法，来给中风病人分类，用以标明病位之浅深，示明初学者。

（二）关于病因

讲到本病的病因，历代医家众说纷纭，见仁见智。有说肝肾阴亏，肝阳上亢，肝风内动者；有说是因肾水不足不制心火，心火独浮于上，风火相煽发为中风者；有人认为火灼液成痰，痰火拢心，阻滞脉络而发者，也有人说外风引发内风。王清任说气虚血瘀而偏废。当然现代已知那是脑血管阻塞或破裂引起，至于形成的机理，前人的这些说法应认真参考，对于中医预防和治疗确有一定的参考和指导价值。

（三）用药物治疗的思路

中风急症中之脱症，临床急诊中医基本治不到。至于闭症，如果能用中西两法治疗其愈后肯定比单用西医要好得多。神昏者鼻饲安宫牛黄丸，此药有很好的醒神作用，而且用后其后遗症或许可能减轻减少。用此药的指征是神志异常，脉滑弦有力，舌红苔黄，见此就可运用此药，1天1丸可连服5～7天，有快速醒神作用，也可对抗抽风。我们已有多年大量的经验，用此药当然不排除同时用西医药治疗。

也可使用汤药，尤其对那些可以进半流食的病人适用。如见其舌如猪腰子一样红绛无苔，口唇干燥少津，大便秘结，脉弦硬有力，语言蹇涩，半身不遂，可用甘寒之沙参10克，麦冬10克，元参10克；咸寒之牡蛎20克，鳖甲10克；还可佐以全蝎10克，地龙10克；还需用上白芍20克，葛根20克，钩藤30克等。另外还有枣仁20克，菖蒲10克，毕竟有心经症状，大量临床经验告知我们用不用枣仁、菖蒲药后反应大不一样。此等病人不适用安宫牛黄丸，但也不是绝对不可用。

典型案例

巴图　男　68岁　蒙古族　干部

2007年12月2日初诊：患者有高血压病史十余年，于一周前在早晨起床后突然头晕、头痛，摔在地下；急送往医院抢救，到医院后发生昏迷、失语、二便失禁。经头颅 CT 检查确诊为脑出血，出血量约为50ml；入 ICU 病房急救。经保守治疗一周后，神志清醒，右侧肢体无自主运动，患者躁动不安，语言蹇涩，但不能入睡。请中医会诊，见其神清，问答不切题，面赤、躁动。舌头不能伸出口腔，张嘴见其舌干而红绛，无舌苔。唇红而干，脉弦滑数。肝肾阴亏，肝风内动，治当滋阴潜阳。

方药：

龟板10克　沙参10克　麦冬10克　元参10克牡蛎15克　全蝎10克　地龙10克　葛根20克　钩藤20克　枣仁20克　白芍20克　郁金10克　菖蒲10克　水牛角15克

四剂水煎服一日一剂，分二次口服。

12月16号二诊：夜已能入睡5～6小时。躁动好转，二便通利，舌已不太僵硬。原方续服四剂。

12月20日三诊：睡眠正常，舌红，舌上有少量舌苔。原方去水牛角入蜈蚣粉6克冲服四剂。

12月25日四诊：神志清，语言较前清楚一些，舌红，舌苔薄白。于原方加减进退服用四剂后出院调理。

按语：此例即内经中所说"煎厥"，阴亏阳亢，治以滋阴熄风。清营中之热，此例若不用中药治疗，疗程会更长。

对于体胖、粗脖子、大肚、肢短、掌厚、指短粗、大便不畅、甘食厚味、生痰、壮火浊邪闭窍者，药必须用天麻10克，胆南星10克，半夏10克，茯苓20克，川军10克祛痰开窍、走动运作之品，另需配以芩、连、山栀、人工牛黄、羚羊角、石决明等物清火、通脑、彻热、定风；也用些通腑气之品，如瓜蒌20克，莱菔子10克，一定保证大便通畅。这种病人不能进补，如人参、黄芪等，甚或生地也不能轻用，只有祛除病人体内多余之物才是当务之急。此类病人看体型即可指导诊断用药。若有语言蹇涩，还可在方中加入菖蒲10克、郁金10克等药，此类病人临床很多见，平素血压高、血脂高、活动少、饮食重，饮酒、吸烟。一旦患此病，大多后果不好。以上方药无论其为脑梗塞拟或脑出血都可使用。

临床还有一种比较常见的证型，年龄偏高体型不胖，血压或高或正常，半身不遂，有人语言不利，也有人神志呆板，二便饮食自调，也多见于中风后遗症期或恢复期病人。阴阳不见偏颇，气血不见大亏，用药也当平和。可施苍术 10 克，茯苓 15 克，菖蒲 10 克，半夏 10 克，胆南星 10 克以化痰通络；丹参 15 克，川芎 10 克，桃红各 10 克，赤芍 20 克等活血通络。虫类药全蝎 10 克，蝉蜕 10 克，僵蚕 10 克，地龙 10 克熄风；桑枝 20 克，木瓜 15 克柔筋缓急治挛痉。再入杜仲 15 克，牛膝 15 克等强肝肾；眩晕肝火加黄芩 10 克，菊花 10 克，桑叶 10 克，白蒺藜 10 克；项强痉加葛根 20 克，并用豨莶草 30 克；小便不利用刘寄奴 20 克，大便不通用决明子 15 克，川军 10 克。不要嫌方剂药味多，不要嫌其杂，病情复杂，非此不足以调理，"有病则病当之"是也。此方也可将药量加倍，制成丸剂，长期服用。病人可保持健康，人病共存。坚持服药，疗效必显。

典型案例

杜某某　男　70 岁　农民

2003 年 3 月 12 日初诊：患者脑梗塞 3 月余，刻下左半身不遂，上下肢肌力有 3 度。肌张力增高，能扶杖而行走，伴左侧肢体麻木。腰困，双下肢无力。神志清，语言流畅，二便自调，血压不高，血脂、血糖正常。中等体态。舌质淡，苔薄白，脉弦滑。风痰、瘀血阻络，风中经络。治当调理。

方药如下：

豨莶草 30 克　苍术 15 克　茯神 15 克　郁金 10 克

菖蒲 10 克　丹参 20 克　全蝎 10 克　白僵蚕 10 克

地龙 10 克　桑枝 20 克　牛夕 15 克　黄芪 20 克　赤芍

15 克

水煎服七剂，一日二次。

3 月 19 日二诊：服药后无任何不适，病症无任何

变化，原方续服七剂。

3 月 26 日三诊：左侧肢体麻木减轻，腰腿有力，

将原方加三倍量做成水丸服 3 个月。

6 月 20 日来诊：已能去杖独立行走，左手可以持

物，麻木已痊愈。

按：脑梗塞后遗症治疗较棘手，治疗要存长计议，

药不能猛烈。此例以豨莶草、苍术、茯神、郁金、菖蒲

化痰，丹参、赤芍养血柔肝活血，全蝎，白僵蚕、地

龙，桑枝熄风通络，黄芪、牛夕补气强腰膝。药性平

和，久服则见效。

（四）补阳还五汤用法之我见

王清任认为半身不遂是因于血瘀，血液之所以瘀阻

不流是因为气亏，气虚不能运血，所以他制此方以补气

活血。由于王氏说话有理有据，言辞精辟，语畅文达，斩钉截铁，所编方歌又平仄押韵，读来朗朗上口，致使初学者信其言而广用其方。不加以辨证，见中风半身不遂就用该方，以至误诊者无数。我刚步入临床时，遇一位因长期大量饮酒、五十开外男性半身不遂患者，顺手开此方数剂，结果寸功不取，反使病情日重一日。那么是否该方无用？王氏理论有误，都不是，相反若用之恰当，其效如神。曾治一例七十岁男性患者，体瘦弱，面白少华，一侧肢体瘫软无力，已丧失走路和持物能力。说话语言细弱，舌质淡、白苔、脉弱。二便自调，纳差、神清，精神疲惫，俨然气虚。治用补阳还五汤，服药一个月后持杖行走，生活自理，可见该方功不可没。我对本院住院的中风病人做过统计（见内蒙古中医药杂志）适宜用本方者不足 10%。用该方的指征应是：体弱，面色少华不充。无红壅之像；体弱或胖而白嫩，偏瘫侧肢体瘫而不僵，或僵而不硬；脉软无力，舌淡苔白，阳气不亢，痰火不炎之人。此类人大多颈部长，四肢也长，肌肉松软，表情淡漠，态度和缓。若确似以上描写的形状，用此方立竿见影。有些轻型病人可以完全康复，以致别人看不出他患过此疾。如用之不当，会使病情加重，我们有过血的教训。方中的主药是黄芪，王氏说用四两，约相当于现在的 120 克左右。我在临床中有用过 30 克见效者，也有用 60 克见效者，文献中确有人用到 100 克见效的病例，我想只要确系气亏阳弱，用量大无妨。

（五）一些类似中风病的治疗

除以上确诊的病人以外，还有一些半身麻木，半身沉重，半身肢体不灵活，脸口眼不适者。别无所苦，神清，有几种病因：一可能是脑血管病，二可能是颈椎病，也可能是神经系统的疾病，也可能是别的什么病引起的。可以用桃红四物汤加牵正散，再加入桑枝、木瓜等治疗，此方还可治愈面神经麻痹经久不愈的病例。我用该方治愈两例脑部手术后，一只眼球偏斜，视物双影患者，经治疗眼球拧正，至于用本方治疗半身发冷、麻木就不计其数了。

典型案例

黄某某　男　35 岁　蒙古族　已婚

1996 年 4 月 15 日初诊：患者从装满货的汽车顶部跌落，致使头颅损伤，颅内血肿，当时在本市某医院行开颅取出血块若干毫升。二十四天后出院，遗留有眩晕，因晕只能扶杖而行走。右侧眼球外展而不能内收，出现复视，口眼㖞斜。语言正常，神志清醒，问答切题。二便正常，诊见舌质淡，苔薄白，脉沉弦。饮食尚可，治以活血化瘀熄风养脑正偏。

方药如下：

当归 10 克　白芍 10 克　生地 10 克　桃仁 10 克 红花 10 克　全蝎 10 克　白僵蚕 10 克　白附子 10 克 菖蒲 10 克　枣仁 20 克

水煮服七剂，一日一剂，分二次服。

4 月 23 日二诊：病情变化不大，原方加苏木 10 克，天麻 10 克，续服七剂。

4 月 30 日三诊：眩晕好转，余无任何变化，原方加入血竭 3 克（冲服）三七粉 3 克冲服。

5 月 7 日四诊：眩晕大为减轻，患者时出自汗，四肢发软，舌脉同前，于原方加入黄芪 30 克，七剂续服。

5 月 14 号五诊：眩晕好转已能去杖而行。六诊时于原方中加入蝉蜕 10 克，山茱萸 10 克，经治疗三个月后眼球正，复视痊愈，能从事一般体力工作，随访十余年一切正常。

按：此患用桃红四物汤活血祛瘀，牵正散熄风，菖蒲枣仁入心脑以养之。加用山茱萸是补肾养脑：脑外伤后的中医治疗要用补肾药，肾通于脑，补肾即养脑。用蝉蜕是为起陷，据我老师讲蝉蜕可以举陷落，尤用于外伤后有效。

（六）几个值得讨论的问题

一是肢体拘挛，肌张力增高，屈伸不利，属中风后遗症，在对症方中加入柔筋药如桑枝 20 克，木瓜 20 克，豨莶草 30 克，葛根 20 克，白芍 20 克，伸筋草 20 克等，二是在辨证方中加入三棱 10 克，莪术 10 克，水蛭 10 克，炮山甲 10 克等以治疗顽固病例。用这些软坚散结药以消除血管内斑块或脑内结固的病灶，这些斑块类似积聚，从理论上讲这些都是行得通的，但在实践中尚无准确的对比数字，不能就说这一治法有效或无效。我的经验有限，希望有更多的人应用这些方法同时进行深入的研究。

中风后，尤其是脑出血后，病人出现顽固性呃逆，昼夜不停，影响呼吸睡眠进食，大多见于肥胖、老年。可用二寸针，快速深刺舌下津津玉液两穴，强刺后起针，有些病人用后呃可立止。若此法不效可取吴茱萸200 克，研细末用醋调成粥状，敷于足心之涌泉穴上，然后用绷带固定，日换 3～5 次。有人说男左、女右，即男性敷左脚，女性右脚，我用双侧照样有效。

典型案例

陈某某　男　78 岁　汉族

2001 年 12 月 28 日初诊：患者因脑出血住神经内

科治疗，入院后三天开始呃逆，昼夜不停，不能入睡，因呃逆而引起胸腹疼痛手不可近，痛苦异常。请中医协助治疗：诊见其肥胖，面赤，神尚清。舌红苔黄厚腻，脉弦滑。肝风引动胃气上逆。用吴茱萸200克，研细面，用食醋调成糊状，敷于双侧足心泳泉穴上，外用绷带固定，四小时换一次，两天后呃止。

按：吴茱萸引火下行，降胃气之上冲。呃逆见老年中风病人，吃药困难不妨一试。

还有出现舌僵，颈强、手颤、头摇、口舌偏斜，视物成双，此属风象，治当加用虫类药。全蝎10克，僵蚕10克，地龙10克等，羚羊角、人工牛黄、珍珠粉、天麻也属常用。以上药可选用，不必都入，诸证之中但见一证便是不必悉俱。

（七）关于大黄、豨莶草的运用

大黄，中风后便秘、苔黄厚腻，都可首先选用此药，有醒神、降颅压的作用，腑气通后临床症状可减轻。当然也不要指望此药代替其他疗法，更不能期望用后出现奇迹。

下一个药是豨莶草，20世纪后期中医著名理论家任应秋先生，也是我的老师。先生所留医案不多，其中治中风用豨莶草 30 克，作为方中的一味主药，后来我于临床试用该药，确有疗效。尤用于后遗症之中，当然是入复方中，单味药起了多大作用？没有量化证据，这里只是个人经验。

九、神经系统精神疾病治疗心法

（一）头　痛

　　我这里所说的头痛，指排除因高血压、脑部器质性疾病引起的头痛，也排除因五官科疾病引起者，此类头痛，有人也叫做神经血管性头痛，大体上属于功能性病变。因为绝大多数该类头痛查不出什么阳性体征。往往发无定时，程度不同，部位各异。

　　头痛要辨清表里寒热虚实也非易事，但一定要在辨证指导下施治，只有辨证准确疗效才可提高。但引起头痛的病因复杂，也还有一些辨起来模糊不清的病人，对这些病人，我主张用川芎定痛饮（川芎、赤芍、丹参、牛夕、白芷）在此方基础上再根据寒热虚实加减用药疗效也好。此方可说是照顾到表里气血，一般头痛都可用。我要说的此类方还有一个就是清上蠲痛汤，此方在龚廷贤所著的《寿世保元》一书中。如果辨证不清也就我们通常所遇到的模糊状态者，都适用此方。无论旧新，老少、男女、偏正头痛，还是三叉神经痛都有效。

药物有（细辛、甘草、生姜、菊花、蔓荆子、白芷、川芎、当归、苍术、防风、独活、羌活、黄芩、麦冬）。龚廷贤说此为"一切头痛之主方"，不问左右、偏正、新久皆有效。他确实没有言过其实，笔者近十几年来于临床中每遇查无阳性体征之头痛，辨证中删繁就简，恒用此方无不应手而效。剂量不必拘泥于原书计量，当然可以略施加减。

典型案例

王某某　女　41岁　教师　汉族

2007年7月3日初诊：头痛3年余，每因休息不好或气候变化时加剧。曾做脑CT，脑彩超，脑电图未见异常。发作性全头痛，服和米格来宁可缓解。诊时见其头闷痛，精神不好；有时失眠，面色淡黄。舌质红，苔薄白。脉弦，诊为头痛，治当调理。

方药如下：

细辛5克　干姜6克　甘草9克　麦冬10克　黄芩10克　蔓荆子10克　菊花10克　羌独活各10克防风10克　白术10克　当归10克　川芎10克　白芷10克　白芍15克

水煎服七剂，一日二次。

7月10号二诊：服药期间没发生头痛。为防复发续服原方5剂而愈，随访两年未复发。

对于青少年如大中学在校学生，因用脑不当，如开夜车、睡眠不够引起之精神紧张性头痛。有个特点，只要用脑过度，睡眠不足就头痛。查两太阳穴，医者用手指按压两侧太阳穴处患者感到疼痛异常是特殊指征。对于此等头痛当养血宁神清肝调脾肾为法施治，不可过用辛燥，可于川芎定痛饮方中加入白芍 20 克，生地 10 克，枣仁 15 克，远志 10 克，五味子 10 克，龙牡各 20 克等。《内经》中说"夫少年则取之于经"是也，一切克伐都在禁例。

典型案例

崔某某　女　16 岁　初三学生

2001 年 5 月 10 日初诊：头痛一年多，隐隐闷痛，失眠多梦，每遇考试或学习休息太晚次日头痛头晕更甚。精神不好，记忆力减退，注意力不集中，学习成绩下降。母亲带其来诊病，见其面色少华，精神不振，舌质淡，舌苔薄白，脉滑。思虑伤心脾，肝气急，脑不宁静发为痛而晕。治当调养。

方药如下：

当归 10 克　川芎 10 克　白芍 15 克　白术 10 克茯神 15 克　半夏 10 克　菖蒲 10 克　郁金 10 克　远志 10 克　五味子 10 克　菊花 6 克　龙牡各 20 克　龟板 10 克

水煎服 7 剂，一日二次。

5 月 18 日二诊：服药后头痛头晕睡眠都好转，舌脉同前，原方续服七剂。

5 月 25 日三诊：头闷胀，心急而烦，睡眠做梦仍多。原方去川芎加丹参 10 克，夜交藤 20 克 7 剂。

6 月 2 号四诊：每夜可入睡七小时，中午能睡一小时左右，诸症都减，原方续服七剂而愈。

按：青少年稚阴稚阳，脏腑娇柔，形气未充。"阳气者烦劳则张"。心脾受伤，阳气浮动，不能入静，方中归、芍、芎养血，郁金、菖蒲、远志开心窍安神建脑，龙牡、龟板收敛阳气，取"孔圣枕中丹"意，抑阳益阴回神。加少量菊花清肝经头目之热，且菊花有安神作用，时下中小学生用脑多而用体少，养脑要静，养体要动，嘱其多作户外体育活动，动静结合以防复发。

（二）三叉神经痛

顽固而经久不愈的三叉神经痛治疗很棘手，我常用牵正散加味治疗。药物如全蝎 10 克，白附子 10 克，白僵蚕 10 克，蝉蜕 10 克，白芷 10 克，细辛 5 克，半夏 10 克，元胡 10 克，徐长卿 10 克，白芍 20 克，川芎 10

克，甘草 10 克，羌活 10 克，防风 10 克等，有口干渴、面赤、牙痛者加入石膏 30 克；便秘结者加入制川军 10 克；失眠多梦加入龙牡各 20 克，枣仁 20 克；肝火性急躁烦者入丹皮 10 克，焦山栀 10 克；女性患者，月经不调用丹栀逍遥散；男性患者肝阳偏亢，体壮，耳鸣，眩晕加石决明 30 克，钩藤 30 克，羚羊角 3 克等，但半夏、白僵蚕、白附子一定要用。经以上治疗，部分患者可得临床治愈，或长期缓解。

典型案例

乔某某　女　54 岁　已婚　汉　干部

患者 1997 年 5 月 8 日初诊：因三叉神经痛曾在多家医院诊治，曾用神经根阻断疗法，好了两年多。半年来复发，痛时如放电刀害样灼痛，右侧头、脸、牙齿同时痛。病发时痛不欲生，往往因吃饭碰及牙齿而诱发，平素失眠，心悸。便秘。已闭经，有潮热盗汗自汗。患者为脑力劳动者，常年失眠，紧张，一天吃三片卡码西平。经人介绍来看中医。诊见其急性痛苦病容，面色暗而不华。舌质暗红，有紫气，舌苔黄腻，脉沉弦。肝气紧急，痰火阻络。治当兼顾。

方药如下：

当归 10 克　白芍 15 克　生地 10 克　川芎 10 克
白附子 10 克　白僵蚕 10 克　全蝎 10 克　蝉蜕 10 克

半夏 10 克　细辛 4 克　白芷 10 克　羌活 10 克　石膏 30 克　制川军 10 克　焦山栀 10 克　钩藤 20 克　丹皮 10 克　黄羊角 10 克

水煎服七剂。

同时配合针灸治疗，同时用吴茱萸、细辛、冰片等量研末敷肚脐眼（神厥穴）。外用伤湿止痛膏固定，一天换一次。

5 月 16 日二诊：经针药并进治疗七天，头脸痛未再发作。睡眠好转，自信心增加，原方制川军减至 5 克，加柴胡 12 克续服七剂。

5 月 24 日三诊：头痛未再复发，原方续服七剂。此后将此方制作成水丸，每天服 10 克，分 2 次服。治疗两个月告愈。

按：阳明经起于迎香穴，偏头侧为胆经之所循行部位，风、火、痰、瘀血阻滞经络。以四物汤合牵正散，疏泄肝胆瘀热以熄风，制川军、石膏、白芷、焦山栀清胃阳明之火热，半夏、细辛、羌活祛风发散瘀热止痛。黄羊角有镇静止头痛作用，赵少琴老师讲黄羊角有很好止头痛作用。我于临床每见神经血管性头痛病人于辨证方中加此药，可收良效。

（三）精神分裂症

精神分裂症初发，未经任何治疗，如属狂躁型，还未完全丧失理智，就是说尚可通过劝导、诱骗等手段把药吃下者，用中药下法可以收效。用大柴胡汤合礞石滚痰丸，大黄用 10 克至 15 克，可以迅速控制病情。古人治疗此等疾患尚有用吐法者，吐法本人没有给病人用过，不知道疗效如何。病人都有面红目赤，躁动不安，胡言乱语，几天几夜不睡不吃不见虚弱。舌红、黄厚腻苔，脉滑数，两目怒视若丧神守，治当攻泻实热，祛火热之邪从二便而出。川军 10 克，礞石 10 克为必用之品，还有黄芩 10 克，黄连 5 克，山栀 10 克，清心内火痰，以达清心静脑，制阳抑乱之效。同时要疏理肝气，因此类病人大多因肝气郁结而发，理当顺气平肝，药如四逆散，香附 10 克，郁金 20 克，木香 20 克，菖蒲 20 克等；安神定志用生铁落 30 克，磁石 30 克，龙牡各 30 克，枣仁 30 克，合欢花皮各 15 克，桃仁 10 克等。众药联合组成一方，照顾全面，方可见效。

如果进入慢性期，或起病隐匿，只有多疑多虑，整日疑心重重，总怀疑有人投毒，别人没安好心，别人在议论自己，生活尚可自理，也能主动看病，与医生合作。用柴胡加龙骨牡蛎汤有效。我曾治一中年男子，四十五岁体瘦，神志清，问答切题，面色少华，无精打采，动作表情呆滞样，但可参加生产劳动，与人交往尚在正常范围之内。

其症状总怀疑自己的妻子给饭里下毒，不敢吃老婆烧的饭，都自己做饭吃。也总认为周围的人没怀好意，要害死自己，虽然自己也认识到自己的想法荒唐，但总无法克服和摆脱。病已有半年之久，我给开柴胡 15 克，黄芩 10 克，半夏 10 克，枳实 10 克，白芍 20 克，甘草 10 克，龙骨 30 克，牡蛎 30 克，党参 20 克，茯神 20 克，枣仁 30 克，郁金 15 克，菖蒲 15 克水煎服七剂后诸症减半。二诊加入五味子 10 克，竹茹 20 克，服七剂而愈。二年后领他来看病的一位朋友来告患者一切正常。

女青年发生周期性精神病，可用加味逍遥散、合龙胆泻肝汤治疗。笔者见一 20 岁女青年，高中三年级，每于月经来潮前三四天即烦躁不安，坐站不是，不能安静待三分钟，常常独自出走，毫无目的，夜半不归，最严重一次出走三四天后由公安配合寻找，此后每于月经将至家人必寸步不离其左右。也曾送往精神病院，但月经一过又如常人，学习成绩尚好。没办法，来找中医以求诊治。诊其脉弦紧，视其面有忧郁之色，舌红苔黄厚，询月经正常，偶于经期鼻衄，五心烦热。属肝经火盛，引发心火，心神扰乱所至。治之以柴胡 15 克，当归 10 克，白芍 20 克，白术 15 克，薄荷 10 克，茯神 20 克，龙胆草 10 克，山栀 10 克，丹皮 10 克，木通 6 克，黄芩 10 克，车前子 15 克，竹叶 10 克。水煎服，一日二次，嘱其于月经来前一周服之，连服七剂停。经治半年病愈，随访三年未发。

（四）失　眠

人三分之一的时间是在睡眠中度过，睡眠对于健康之重要就像吃饭对健康没两样。睡眠不够的人迟早会有病，只是时间问题。深而熟的睡眠对健康更有益，长期睡眠不足就是一个不健康的人。来中医门诊治疗失眠的人不少。

睡眠障碍的诊治非常复杂，病因多种多样，辨证分类颇不容易，此类病人又甚多，也是中医治疗的强项。比较简单的辨证办法是分为两类：一是实证，一是虚证。实证主要是心肝火旺盛，扰乱神明以致夜不能寐。虚证是心、脾、肾虚，也夹杂血亏阴伤。用虚实两证来分，比较容易辨证。实证见失眠，烦躁不安，头脑涨闷，兴奋亢盛，其人也体壮，面赤，多言，语音洪亮有余，小便黄赤，大便秘结，舌红苔黄脉滑数洪大等。方

用龙牡各 30 克，紫石英 20 克，磁石 30 克，珍珠母 30
克，黄连 6 克，山栀 10 克，白芍 20 克，郁金 20 克，
菖蒲 20 克，茯神 20 克，枣仁 30 克为基础方。若痰多
胸闷，加入竹茹 20 克，半夏 10 克，枳实 10 克；大便
秘结，加川军 10 克。脾胃不好的人尚可加入白术 10
克，焦三仙各 10 克；汗多加入浮小麦 30 克，大枣 10
克，加甘草 10 克也即甘麦大枣汤。此方中之小麦，我
习惯用浮小麦代之，疗效反更好。夜梦多，合孔圣枕中
丹（龙骨、龟板、菖蒲、远志）。虚证见失眠、多梦、
神疲乏力、心悸气短、汗出，舌淡红少苔，脉弱等。治
疗有两方可共选择，一方是酸枣仁汤（酸枣仁、川芎、
知母、甘草，茯神）为主方。我用酸枣仁汤时恒加入另
几味药，五味子 10 克，夜交藤 20 克，菟丝子 20 克，
疗效要比单用此方好，这是我院已故老中医王老先生传
给我的方。张仲景说"虚劳虚烦不得眠"，此方主之。
虚劳包括劳心、劳体以至心神疲惫，倦怠乏力。虚烦则
心悸，气短、汗出烦乱无奈。酸枣仁汤所治的失眠，其
人有点虚热，虚而烦，比如舌尖红、躁动，病人在床上
反复颠倒不得入眠，越不能入睡越烦，越烦越不能入
睡，脉细数。虚证的失眠还有一证就是归脾汤所治之失
眠。此证有独特的现象，那就是病人想睡，躺卧床侧又
不能入睡，周身疲乏无力，睡则多梦如云，醒则健忘，

脉细软无力，不思饮食，食则不香是其特有表现。用归脾汤治之，效如桴鼓。还有一证型，说是虚证也可，其实是虚中有实，热火伤阴，心神不宁，特烦而躁，特异性的表现是舌红少苔或无苔，所谓的少阴证之失眠。脉细数：具备烦、舌少苔、脉细不寐就是用黄连阿胶鸡子黄汤的主证。伤寒论中说："少阴病……心中烦不得卧，黄连阿胶鸡子黄汤主之。"具备以上诸证用之如神，当天用药夜就入睡。所要说明的是鸡子黄不能不放入，也奇怪我给病人单用鸡子黄也见效。一邻里老太太年近七旬，突患不寐，以上诸证都显，就是不想吃中药，嘱每日早晚用开水冲鸡子黄各 1 枚，果十余天见效。此后，老太太每日必开水冲鸡子黄 2 枚，数年不曾间断，睡眠也一直很好。

典型案例

刘某某　女　42 岁　教师　汉族

2007 年 9 月 5 日初诊：患失眠症已十余年，每于劳累、生气、工作紧张后则加剧。有时彻夜不眠，做梦多，健忘，早晨起床后犹如没睡觉一样仍然头晕眼花，心烦意乱，易怒，心不能安静下来，便秘，小便灼热感，四肢无力，腰酸。常服安定和中药安神定志药治疗，今年开学后失眠更甚，来看中医，诊见其体壮而胖，面赤，两眼发红，颈短粗，双手厚而粗，手掌心干燥，舌质红，苔薄黄，脉弦滑。肝火有余，阳气亢奋，心神不宁，治当潜阳安神。

方药：

龙齿20克　龙牡各20克　紫石英15克到黄连5克　枣仁20克　郁金10克　菖蒲10克　茯神20克焦山栀10克　莲子芯10克　麦冬10克　合欢花皮各15克　甘草9克　丹参15克

水煎服5剂，1日2次。

9月10日二诊：服5剂药后近两天入睡很好，每夜可睡5～6小时。头晕等症状也好转。纳差，腹中不适感。原方去莲子芯、麦冬。加砂仁6克，半夏10克，续服5剂而能正常入睡。

按：此患心肝火旺，扰乱心神，阳不入阴发为不眠。以龙齿、龙牡、紫石英，黄连清肝火潜浮阳，以枣仁、莲子芯，茯神、丹参、麦冬滋阴养心安神，郁金、菖蒲、合欢花皮、甘草化痰开窍，解结滞，舒调心肝之郁气。

此药毕竟苦寒，重坠易伤胃阳，二诊去麦冬、莲子芯改入砂仁半夏。

典型案例

白某某　女　40岁　干部　已婚

患者在读高中时即失眠。至今未愈且越来越重，已近二十年。入睡困难，超过十二点难以入睡。乱梦如云，心悸气短，头晕眼花心烦，腰酸腿软，倦怠健忘，做一顿饭都要全身冒汗。月经不调，有时错后，经量减少，劳累后无食欲，嗜睡而不能入眠，服舒乐安定效果不好，于2005年3月21日初诊：面黄肌瘦，神疲，手掌心潮热有汗。舌质淡红，少苔，脉细弦。肾气虚，心脾不足，神气浮游。治当调养。

方药如下：

枣仁30克　柏子仁20克　茯神20克　黄芪30克菟丝子20克　夜交藤30克　丹参15克　郁金10克菖蒲10克　远志10克　五味子10克　桂圆肉10克知母15克　陈皮10克　太子参10克

水煎服五剂，一日二次，并嘱其适当多吃鱼脑和猪脑子。

3月26日二诊：服上药后睡眠较前深沉，梦少，出汗减少。原方加龙齿20克，续服五剂。

3月31日三诊：药后能睡5～6小时，食量体力都有所增加。于原方加减进退治疗两个月基本不用靠药物而能正常睡眠。

按：此患者劳伤心脾，久则伤肾及脑。治以枣仁、柏子仁、茯神、夜交藤养心脾安心神，菟丝子、知母、夜交藤、五味子补肾阴益精血以养脑，黄芪、太子参、丹参、桂圆肉补气血，健脾以充后天之本。郁金、菖蒲、远志调气机，敛神定志，用黄芪时一定加些陈皮以达补而不壅。补养调并进，久病得以安康。

（五）用药心得

1. 川芎

因川芎可透过血脑屏障直入头颅之中，古往今来医家无不把川芎视为治头痛圣药，不论寒热虚实表里诸证都用。有医家甚或将此用到 30 克一剂，也有医家主张从 10 克小剂量开始用起，逐渐加大剂量直至见效为止，并配以柔药以制川芎之燥烈之性，如配以赤白芍各 10 克、石膏 30 克、牛膝 15 克等。我认为成人剂量在 10 克之内无任何弊端。我未见其燥者，也即没有因用 10 克川芎于治头痛方中病人反应出头涨面赤、心烦、口燥等现象，所以我用 10 克从不想到配柔以济之的事。

2. 石膏

在以往的文献资料中每见石膏治头痛的记载，我验之临床，如确属因热而引起的头痛，用之真有效果。如患者表现出面赤、头涨逢热痛甚，也即阳明经热盛明显者，如口干渴饮、便秘尿赤等，见这两症状就放心用之，必有好效。少则 30 克，多则 50 克，石膏尚有镇静、安神之功效。

3. 川军

大黄是治热证实证的药，自不必提。对于实热不显著之头痛，能少用点，也可提高疗效，如头痛而兼大便秘结者就是用该药的指征。如治一例四十余岁良性高颅压引起之头痛，于清肝泻火方中用川军10克。凡三月，大便维持在2次/日，头痛长期缓解。还有位患三叉神经痛患者，每发病痛不欲生，我于大柴胡汤加减，方中有川军6克，又入虫类及贝壳类药疗效特好。

4. 细辛

此药有现代医学意义上的止痛作用，起到麻醉止痛作用（其所含挥发油有明显镇痛作用）。该药辛热有毒，理论上讲只可用于寒性患者，但在临床中若用此药无论其为寒热虚实都可以在辨证方中运用。用量在3～5克成人量，未见有不良反应者。

5. 生铁落

用量要大，至少30克，用于实证效果好，尤其用在精神病之失眠中有效，比如精神忧郁等都可用。

6. 磁石

与生铁落差不多，此药虚实证之失眠都可用，但对有些人无效，我尚未发现规律。高血压病人同时患失眠用之，不但可降压也安神。

7. 枣仁

虚实都可用，严重失眠用量可加大至 30～60 克。如精神抑郁症，非用至 30～60 克不足以安神，炒后用好些。

8. 黄连

其实黄芩、黄连、黄柏、大黄都有安神作用。其中黄连最好，少则用 3 克，多则 10 克，虚实都可用，加入辨证方中。交泰丸中配肉桂，若只是失眠，我体会配不配肉桂无关紧要。若病人中寒、脾虚可以加些桂，若无中寒不必配桂照样安眠。另：有抑郁症的病人，用此方时一定要加入肉桂，肉桂有兴奋中枢神经作用，黄连抑制，肉桂兴奋，非常合中枢神经的生理功能。

9. 枣仁与柏子仁

二药作用差不多，虚实都可以用，枣仁安眠作用强于柏子仁。枣仁的效果与其用量有关，精神分裂症患者可用至 50 克或更多。柏子仁定心悸效果好，安神定志的作用与用量关系不太大。柏子仁用治心脏病之心悸效果好。

10. 菖蒲配郁金

此二味药用于治疗精神抑郁效果好，化痰开窍醒神舒肝气。我常与温胆汤合用，治疗精神病等。

11. 百合与夏枯草

此为魏长春老先生的经验方，我用在顽固性失眠，百合用 20 克，夏枯草用 20 克，配入其他复方之中有协同作用。魏老还合五味子三药同用。

12. 合欢花与皮

有悦神开心作用，用于恼怒忿事者，具开郁平肝静心作用，也常配入复方中用之。两药作用差不多，多合而用之，量大效好。一方中各用 20 克，水煎服。

十、痹证治疗一得

（一）热　痹

特点是受累关节红、肿、热、痛，往往急性起病，有些病人有感冒或感染病史，有些人有劳累等诱因。患病关节数不等，疼痛较甚。西医诊断往往可能是急性风湿热、感染性关节炎、反应性关节炎等。肿痛的关节按压加剧，患者舌红、苔黄厚腻，治之以白虎加桂枝汤。学古人的法，不一定原方照搬，如清热还可加用双花20克，连翘20克，忍冬藤30克，山栀10克，黄柏10克。祛湿加入苍术20克，苡米仁20克，萆薢10克。为使疼痛得以缓解，尚可加入芍药甘草汤，发生于下肢部位者尚可用此方合四妙散，也可与四妙永安汤同用。为加强祛风作用，还可入防风10克，羌独活各10克，葳灵仙15克，秦艽10克。其中络石藤10克不但治热痹且止痛效果也好，只是用量不可过大，一般用10～20克。

典型案例

苏某某　女　31岁　已婚　干部

2004 年 4 月 2 号初诊：患者双膝关节肿痛半月余，近两天加重来就诊，一个月前曾患感冒咽痛咳嗽经治而愈。半月前双膝关节红肿热痛，走路时痛甚，持续性疼痛，自汗出，纳差，二便正常。自己服些芬必得等药可以止痛，但肿热不消，来住院治疗。诊见其双膝肿胀发热，按之疼痛，未摸及风湿结节，其余未见异常。血沉 30/h，C3 补体高，心肺肝胆肾功能正常。诊为反应性关节炎。舌尖红舌苔黄腻，属痹症之热痹，治当清热解毒通络止痛。

方药如下：

桂枝 15 克　白芍 30 克　甘草 10 克　知母 10 克石膏 30 克　苍术 20 克　薏米仁 30 克　威灵仙 15 克秦艽 10 克　忍冬藤 30 克　独活 10 克　黄柏 10 克　干姜 6 克　大枣 10 克

水煎服四剂 1 日 2 次。西医抗菌消炎常规治疗。

4 月 6 日二诊：经治四天膝关节红肿减轻，舌脉同前，原方续服四剂。

4 月 10 日三诊：关节红肿好转，但仍疼甚，活动后痛加剧，原方加川草乌各 10 克（先煎 1 小时）四剂。

4 月 14 号四诊：诸症都好转，可下地自由走动。

按：湿热毒邪侵入关节，痹阻不通，治当清热利湿为要务。方中石膏、知母、薏米仁、忍冬藤、秦艽、黄柏清热解毒，桂枝、独活、威灵仙祛风通络，白芍、甘草、舒筋止痛。热邪解后痛不止加入川草乌以止痛，用"热不远寒"，川草乌与石膏等寒凉药起到相辅相成之功。

（二）寒　痹

也叫痛痹。关节疼痛较剧，着凉后痛加剧，尚有恶寒、形寒肢冷、四肢欠温，舌淡白苔，脉沉紧，疼痛的关节往往固定不移。用附子汤（熟附子、白术、茯苓、甘草）治之。为使疗效提高，还可加入当归10克，川芎10克，黄芪30克，白芍20克，羌独活各10克，桂枝10克，鸡血藤30克，丹参15克，透骨草20克等。为防止附子中毒，于方中加入甘草、干姜，可大大减少中毒几率。熟附子本人常用10克，于其他药一同煮，开锅后煮一小时，二遍煮半小时，也可以先煮半小时后再入余药。把两遍煮取的汁混合后，分2次服，总量在500ml左右。用这个剂量和这样的煎服法，我从未见过中毒者。有些病人，煮沸时间不够一小时，服后口舌发麻，也见过煮沸半小时服后而全身发麻者。服姜汤或白开水若干后也即自行缓解。本人参于处理了一起乌头中毒医疗事故。医生开了一张处方，方子中有熟附子10

克，川草乌各 10 克，患者煎煮半小时后服下，20 分钟后出现全身麻木、昏迷，口吐白沫，四肢发僵，经医院补液对症处理后于 2 小时后苏醒，全身麻木发僵于 24 小时后缓解。看来此三药若一同用，用量超过 30 克，煮沸时间必须要长。我不主张三药同用，也从未三药同用。若用量超过 20 克，则必须煮沸 1.5 小时或更长，否则不安全。乌头类药治寒痹确有效，有很好的止痛消炎作用，煎煮时间要重视。

典型案例

武某某　男　59 岁　农民

2000 年 11 月 21 日初诊：10 余天前因为干农活在田里过一夜，次日开始恶寒、发热，全身疼痛，在当地小诊所以感冒治疗后恶寒发热愈而右腿疼痛不减。疼痛入夜加重不能屈伸，走路时痛更甚，伴右下肢发冷。经查腰椎 CT 排除腰椎间盘突出证，诊为单纯性坐骨神经痛。患者平时有慢性胃病史，诊其面色发青、痛苦病容、形寒肢冷，舌质淡，苔薄白，脉沉紧。感受风寒，寒邪入络，形成寒痹。治当温阳散寒，通络止痛。

方药如下：

川草乌各 10 克（先煎 1 小时）　桂枝 20 克　苍术 15 克　白芍 30 克　甘草 10 克　独活 15 克　干姜 6 克　当归 10 克　伸筋草 20 克

水煎服五剂，1日2次。

11月26日二诊：右下肢疼痛好转，胃脘不适，纳差，原方加砂仁6克，黄芪30克，水服五剂后痊愈。

按：此例原有脾胃病，又感受寒邪，肢痛剧而痛处不移为特点。方中以川草乌、桂枝、干姜祛寒邪止痛，白芍、甘草缓急舒筋，苍术、独活、当归、伸筋草健胃燥湿祛风活血通经络。加黄芪一则健脾胃，二则扶正气，以利康复。

（三）湿　痹

也称作着痹，以关节肿痛、沉重不利为特点。治用薏仁汤（薏苡仁、瓜蒌、丹皮、桃仁、赤芍），还可选用苍术15克，草薢10克，木瓜15克，晚蚕砂10克，葳灵仙10克，茯苓20克，桑枝20克等。风可祛湿，还选加防风10克，羌独活各10克，桂枝10克，追地风20克等。若关节腔内有积水者，还可用泽泻10克，土茯苓30克，车前子20克，猪苓10克，防己10克等。

无论是热痹、寒痹还是湿痹，若证型单一，辨证不难，治疗也较容易，临床症状越突出，即寒、热、湿易于辨出者，疗效也越好。难在寒热错杂，虚实互见者，最常见的如寒包火型痹症。患者肢体关节剧痛，四肢发冷，遇寒痛甚，像是寒痹，但患者有口干渴、舌红、苔黄厚腻等热象。见到此等患者就当寒热并用，处方中熟附子、川乌温阳散寒，再入石膏、知母、双花清火解毒。这样用药即不抵消药效，也不互相掣肘，而是起到相反相成的作用，也即《内经》中所言"用热不远寒""用寒不远热"。

其实临床上遇到更多的是诸如寒包火型者多，又如湿而兼痰，肿胀重着而顽麻且木。关节红肿热痛而怕风恶寒，气短心悸汗出而周身痛不可近，所谓"三气杂致合而成痹"，数不胜数。

典型案例

张某某　女　58岁　工人

2004年9月20日初诊：一个月前开始双腿沉重发冷双膝关节疼痛，自己服用布络芬等时好时犯。近十余天加重来看中医，诊见其双膝关节及双踝关节处轻微水肿，手及皮肤发凉，膝关节肿胀但无浮髌感。压痛明显，屈伸时疼痛加剧。实验室查见：血沉不快，尿常规正常，膝X光片提示轻微骨刺。面色少华，肥胖体形。舌质淡，舌苔白腻，脉沉弦。诊为湿痹，治当补肝肾、健脾利湿，温通关节。

方药如下：

苍术20克　薏米仁20克　防己10克　萆薢10克

木瓜 20 克   独活 15 克   白芍 20 克   牛膝 15 克   黄芪 20 克   当归 10 克   骨碎补 20 克   晚蚕砂 15 克   桂枝 10 克   甘草 10 克

水煎服七剂，一日二次。

9 月 27 日二诊：服七剂药后双膝关节疼痛好转，水肿减轻，别无变化。原方续服七剂。

10 月 4 日三诊：双膝关节按压仍有痛感，水肿已全消，发冷好转，原方续服七剂而愈。

按：老年女性双下肢冷痛沉重，屈伸不利，肝肾亏损，湿邪偏盛。以牛膝、骨碎补、当归、白芍补肝肾强腰膝，苍术、薏米仁、防己、萆薢、独活、木瓜、晚蚕砂健脾利湿除痹，黄芪、桂枝、甘草温阳散寒，通经络，其中骨碎补有止痛作用。

（四）肢体局部痹痛的治疗

1. 肩周炎

此病中医称为露肩风，日本人叫五十肩，也即五十岁左右的人易患此病，有些西医大夫也叫冻结肩。从病名上也可以看出本病的特点，患者肩部活动受限。传统上用蠲痹汤治疗。用此方尚嫌疗效不够火候，加入细辛、徐长卿、伸筋草、威灵仙、地龙、桑枝等祛风通络药，重者加入川草乌、追地风、千年建、全蝎、乌蛇等，便秘者加入制川军以提高疗效。此病如能在用中药治疗的同时配合针灸、理疗效果还要好些，病程可以缩短。针灸选"中都穴"最好，强刺激后即刻起针。

典型案例

张某某　男　58岁　医师

2006年3月3日初诊：右肩疼痛，活动受限2月余。别无阳性体征，诊为肩周炎，在本院针灸科经针灸理疗等治疗未能彻底痊愈。为求速效找中医加服些中药，诊见舌质淡，舌苔白腻，脉弦，寒痰湿浊阻滞经脉关节，治当温通蠲痹。

方药如下：

熟附子10克（先煎1小时）　桂枝15克　当归10克　黄芪30克　白芥子10克　羌活10克　伸筋草20克　姜黄10克　白芍20克　全蝎10克　细辛5克　鸡血藤30克　桑枝20克

3月10日二诊：经针药结合加按摩治疗，右肩疼痛明显好转，已能抬举右手过头。舌脉同前，原方续服七剂而愈。

2. 坐骨神经痛

该病绝大部分病人由腰椎间盘突出引起，当然也有单纯性坐骨神经病变引起者。严重的腰椎间盘突出则需骨科手术治疗，如病情不严重，选择保守疗法，服用中药有一定疗效。大多数患者选择多种治法，单用中药者不多。患者在选用针灸、牵引理疗、按摩的同时也选择内服中药，我自己拟一方，药如下：

苍术 20 克　白芍 30 克　甘草 10 克　威灵仙 15 克麻黄 10 克　生地 15 克　独活 15 克　黄柏 15 克　牛夕 15 克　追地风 15 克　徐长卿 10 克　当归 10 克　茯苓 15 克　枳壳 10 克

水煎服 1 日一剂。

典型案例

赵某某，男性，45 岁，农民，已婚，首诊日期 1999 年 5 月 16 日。患者腰腿痛，左下肢麻痛，不能正常走路，因痛常侧身而行走，活动后痛加剧，已近月余来求中医诊治，在某市医院作 CT 诊为腰椎间盘突出症。见面色少华，舌淡，苔薄白，脉沉紧。四肢欠温，体壮精神好，饮食二便正常，痹在经络，治当活血祛风利湿通经法，选上方，水煎服 1 日 2 次，服药后周身有少量汗出，别无不适。同时配合针灸、理疗治疗。续服 5 剂痛减，已能正常行走，腰腿仍觉不自在，续服上方半月后一切正常。

3. 足跟痛

脚后跟疼痛，大多发于中老年，青少年也偶见。有单发，也有双侧同时受累者，病因大多不很清楚。有部分人因脚跟骨刺引起，西医大夫发现此类患者跟骨腔内压力大于健侧，所以减压也是治法之一。中医认为肾主骨，其处又是足少阴肾经循行之地，该病必与肾有关联，所以治疗当着眼在肾，用一般追风通络散寒法无效。笔者也试过。用熟地 10 克，山芋肉 10 克，鹿角胶 10 克（烊化），阿胶（烊化）10 克，淫羊藿 10 克，骨碎补 20 克，当归 10 克，白芍 20 克，鳖甲 10 克。再选加鸡血藤 30 克，追地风 20 克，千年建 15 克，徐长卿 10 克，透骨草 20 克，细辛 5 克，独活 15 克，蚕砂 10 克等。此法此方有一定的疗效，必须坚持服药二十几剂或更长才见效。当然不可能全有效，有不效的病人，所以才有其他疗法问世。比如封闭疗法、外用药物等。有一个外用方：选威灵仙 10 克，白芥子 10 克，共研细面用食醋调成糊状，外敷于患足跟处，外用绷带固定，一日换 2 次，也有一定止痛作用，可同时配合内服药治疗。

典型案例

秦某某　女　53 岁　家庭妇女

2002 年 10 月 21 日初诊：双侧脚跟疼半年之久，坐时不疼，走路时疼痛，走几十步后痛又缓解。近十余日加剧来诊：经查双侧脚跟 X 光片未见异常。别无所苦，舌质淡，舌苔薄腻，脉沉细弦。脚跟为足少阴经所循行之处，治当取之肾。

方药如下：

生地10克　骨碎补20克　淫羊藿10克　川断10克　独活15克　白芍30克　甘草10克　追地风15克　制乳没各6克　龟板10克

水煎服七剂，一日二次，同时用威灵仙20克，白芥子20克共研细面用食醋调成糊状敷于双足跟上，一日换二次。

10月28日二诊：脚跟疼痛好转，舌脉无任何变化。续服七剂，外用药继续。

11月5日三诊：脚跟已基本不痛，将原方倍量做成蜜丸服1个月而愈。

4. 膝关节痛

单纯膝关节痛，有不少人病因不明，中老年病人一部分人有骨质增生，有一部分人有外伤史，诊断为骨性关节炎者也不少见。症状是单侧或双侧膝关节疼痛肿胀，走路困难，关节变形，部分严重者呈梭形改变。X光显示骨质增生。部分严重者膝关节不能屈曲，失去功能，西医主张关节置换。此病多见于从事重体力劳动者，女性多于男性，农村老年妇女多见。在初中期部分病人关节腔内尚有积液，劳累后及气候异常时加重，我拟下方：白芍 30 克，甘草 10 克，木瓜 15 克，牛膝 15 克，黄柏 15 克，苍术 15 克，薏米仁 20 克，蚕砂 15 克，双花 15 克，黄芪 30 克，独活 10 克，生地 10 克作为基本方。再行随证加减，关节变形严重者加入全蝎 10 克，炮山甲 10 克，鹿角霜 10 克。痛甚者尚可入熟附子 10 克，川草乌各 10 克。腔内有水入猪茯苓各 10 克，泽泻 10 克，防己 10 克，萆薢 10 克等，严重积水当抽取。活血化瘀药还可入丹皮 10 克，丹参 20 克，当归 10 克，桃红各 10 克等。秦艽 10 克，徐长卿 10 克，元胡 10 克，芍药 20 克，甘草 10 克及虫类药都具有很好止痛作用，都可于方中选加。

典型案例

高某某　女　78 岁

2000 年 10 月 18 日初诊：因双膝关节变形，疼痛走路困难，如厕难以屈膝。已五六年，看遍中西医各科。经膝 X 光片提示：双膝骨质增生，关节面变形，韧带硬化，嘱其进行骨关节置换，病人不同意再度找中医想办法治疗。患者血压、心肺等尚可，舌质淡红，苔薄白，脉弦。我为患者制作一剂强膝消肿丸以试治之。每日二次，一次一丸。

药方如下：

黄芪 30 克　当归 25 克　熟地 20 克　白芍 30 克

甘草 10 克　牛膝 10 克　追地风 20 克　千年建 20 克
木瓜 20 克　乌蛇 20 克　独活 20 克　骨碎补 20 克　蚕
砂 20 克　蜂房 20 克　淫羊藿 20 克　蜈蚣 20 条

上药共研细面，炼蜜为丸，九克重。服用三个月后，患者膝关节痛好转，信心倍增。此丸药服用 2 年后，双膝关节只在阴天下雨时微痛，已能走路并做些家务，能屈伸自如。此后几年，每年服四次，一季度服用 20 天此丸，老太太现仍健在。

5. 老年腰腿痛

人老腿先老，有些老年人因为劳累、受寒、着湿等引发腰腿痛。遇劳后加重，有人偏重在腿，有人偏重在腰，不少人腰椎 X 光片提示腰椎骨刺，有人也存在腰肌劳损。查血沉不快，抗 O、类风湿因子阴性，C3 补体等正常。受气候影响俗称老寒腿，此病只用独活寄生汤就有效，几剂即见效，十几剂可收完全不痛之功。但若是因骨刺引起者，痛止不一定骨刺消失，有些人长骨刺不一定有症状。这一类型病只见老年期，可能和骨、肌肉、筋老化有关，缺钙也有可能是病因之一。他即不能诊为风湿也不能诊为类风湿，有些人没有骨病，故诊为骨性关节炎也是不准确，只叫他老年腰腿痛。

6. 肢体麻木

肢体局部自觉麻木不仁，有单侧肢体麻木，也有双侧，甚或四肢麻木，也有人半身麻木，也有局部某一点麻木者，大多见于中老年人。有一部分在夜间麻木，白天则缓。在《金匮要略》中论述的血痹与此类似，用黄芪桂枝五物汤治之。此方对确因气血亏虚，脉络不通者确有效。也有人因风痰引起，我用白附子10克，半夏10克，白芥子10克，胆南星10克，豨莶草30克，威灵仙10克以化痰祛风，加入鸡血藤20克，丹参15克，桃红各10克活血化瘀。再入防风10克，细辛5克等祛风，再入虫类药如白僵蚕10克，地龙10克，全蝎10克等针对顽麻，其人肥胖久治不愈者有效。

半身麻木，有人有明显病因，如脑梗塞、脑出血。有人有脑部外伤病史，还有一部分人是颈椎病等。但大多数病人查无阳性所见，只半身麻木甚或不仁。治用桃红四物汤合牵正散，再入通经药如桑枝20克，木瓜15克，细辛5克，羌独活各10克等。

有一些病人单面部麻木，可能与三叉神经感觉支病变有关，有人有明显诱因，如出汗后用电风扇吹过后发病。有些人只上下肢麻木偏于或固定于一侧肢体，有些人则整个半身麻木，包括躯干部位，伴有出汗或患侧反不出汗，感到拘紧但没有运动障碍。查无任何阳性体征，就是核磁共振也不能找出病灶所在。用中药治疗，选祛痰活络法，药如：豨莶草30克，白芥子15克，薏米仁 20 克，胆南星 10 克，细辛 5 克，半夏 10 克，白附子 10 克，全蝎 10 克，再入鸡血藤 30 克，威灵仙 10克，羌独活各 10 克，防风 10 克等。

在麻木的地方用梅花针击打后再拔火罐治疗也有一定疗效。四肢末梢麻木，针刺手指末端十宣穴处，刺出少许血，一日一次，可连续刺，有些病人有效。

因颈椎病引起的肢体麻木，往往以一侧肢体麻木开始，逐渐发展至双侧，也有由上肢波及到下肢。往往伴有肌肉萎缩，最常见者大小鱼际肌萎缩，当然诊断还靠颈椎 X 像和 CT、核磁共振等。治疗有多种方法，不少人选择中医治疗，就有医生制造了大量治疗颈椎病的成药。如颈复康、骨刺丸等。我这里只谈我个人的治疗体会。该病实在常见，中年以后都有可能患此病，也见于各种职业、人群，还是以脑力劳动者、常低头作业者为多。临床表现多种多样，以眩晕、头痛、颈部活动受限、肢体麻木不仁为多见。颈椎病也引起心绞痛，有人说有颈性胸闷，颈性失眠，颈性植物神经失调，常见者有出汗等。因为该病最常见的表现是头晕、目眩，有人提出可用小柴胡汤治疗，我于此方中加入葛根试治过不少病人，确实有效。原理难以讲清楚，我认为可能是缓解了颈部肌肉的痉挛，日本医生说颈椎病人，只要医者用手指捏压患者颈部两侧病人感觉到很难受，或酸楚难耐就可用此方治疗。另一个经方是葛根汤类方，用之初期该病者也有效。还有几味药，我也常用，一是萆薢，因为此病有滞而僵、重而不利之现象，故我于辨证方中入萆薢以利湿。再一个是鹿衔草，此药补肾入骨，通经活络，也入对症方中用。他如苍术、独活、桑枝等也属多用之药，肢体麻木甚者也入些虫类药如全蝎、白僵蚕等。骨质变形严重当补肾治之。

典型案例

黄某某　男　58岁　农民

2008年8月13日初诊：患者因四肢无力、麻木，腰腿疼运动障碍，住骨科治疗一个多月，出院后来找中医。住院期间经颈椎磁共振腰椎CT等诊为颈椎间盘突出，腰椎骨质增生，腰椎间盘突出症。自觉颈部发僵，活动不灵活，伴疼痛，四肢麻木、疼痛、无力，勉强能持杖缓慢行走，双手不能持重物，腰腿疼痛，双足发麻、发冷。查上下肢肌肉萎缩，肌容积下降。肌力减退，神志清，语言流畅，颅神经运动正常，心肺、肝脾等未见异常，二便自调。观其面色萎黄，精神萎靡，消瘦，行动缓慢，舌质红，舌苔白腻，脉沉弦。

风寒湿邪客于筋骨，治以补肝肾，散寒邪，祛风湿以通痹起萎。

方药如下：

苍术 20 克　茯苓 20 克　白芥子 20 克　半夏 10 克　萆薢 15 克　蚕砂 10 克　黄芪 30 克　当归 10 克　白芍 20 克　露蜂房 20 克　桂枝 10 克　羌独活各 10 克　骨碎补 20 克　鹿角 10 克　锁阳 15 克　威灵仙 15 克

水煎服七剂，每日 2 次，并配合针灸理疗。

8 月 20 日二诊：经治疗一周，麻木减轻，下肢力增。原方加葛根 20 克，续服七剂。

8 月 27 日三诊：全身症状都有所减轻，原方续服七剂。

9 月 4 日四诊：四肢麻痛都有所好转，但仍无力，于原方加减服用治疗三月余，基本能生活自理。

按：此例似痹似痿，肝肾不足，筋骨不利。骨碎补、鹿角、锁阳、当归、白芍，滋补肝肾，骨碎补、鹿角除骨痹，苍术、茯苓、萆薢、蚕砂祛湿邪，白芥子、半夏祛筋络之间之痰浊，羌独活、威灵仙、桂枝祛风寒通经络，黄芪补气助运化。二诊入葛根，葛根入颈部缓解颈椎肌肉痉挛。针药并施经治四月之久，患者能扔掉拐杖行走，并能做些力所能及的工作，肢体痛麻轻微。

7. 治痹常用药

清热解毒常用药：黄柏、双花、忍冬藤、石膏、知母；止痛药：熟附子、川草乌、细辛、徐长卿、白芍、甘草、络石藤、青、海风藤；伸筋利关节：伸筋草、马前子、透骨草、追地风、千年建、木瓜、桑枝、桂枝；活络药：乌蛇、蜂房、蚕砂、蜈蚣、蚂蚁、山甲、全蝎、地龙；消痰利湿药：白芥子、苡仁、威灵仙、苍术、鬼箭羽、石打穿；散风：麻黄、防风、羌活、独活、荆芥、蝉蜕；活血祛瘀药：当归、川芎、鸡血藤。

（五）类风湿性关节炎治疗滴点

该病属疑难病，分幼年型和成年型，病虽然相同但因人而异，轻重不尽雷同。有些患者用中药有效，有些则不行，最后致残全瘫。我跟踪一位女性厅级干部患此病凡十几年，看过全国知名医院和专家，服遍中西医药大小偏正良方，十几年未见过效，1.75 米的个子，十几年后只剩下不足 1.2 米，蜷缩如猿状，惨不忍睹，全身没有不变形的关节和骨骼，就连头颅骨都成方型不规整，四肢类猿手臂样。

成年型愈后尚较好，有些患者经积极治疗，大多能带病生存，正常生活工作学习等。

对于初期的病人，仅四肢远端关节肿痛、晨僵、夜间疼痛加剧，类风湿因子阳性，肿胀痛而尚未变形。我用下方：麻黄 10 克，桂枝 10 克，羌独活 10 克，川草乌各 10 克，当归 10 克，白芍 15 克，生熟地各 40 克，防风 10 克，甘草 10 克，蚕砂 10 克作为基础方。关节红肿发热者加入双花 20 克，舌红口干渴者加入石膏 30 克；老年发病加入淫羊藿 10 克，追地风 10 克；下半身也受累者加木瓜 15 克。本方服至半个月可见效。生熟地必须用量大，合用至 60～90 克。这是张景岳的经验，重用地黄治肝肾阴亏痹症。问题在一是腻，可加入砂仁，防止其过腻；二是造成腹泻，地黄滑肠，加入焦三仙可以缓解。病久关节炎时好时坏，顽固不解者尚可入蝉蜕 10 克，白僵蚕 10 克，乌蛇 10 克，全蝎 10 克，蜈蚣 3 条，蜂房 20 克等。待病情缓解后，将上药加工成丸药服用，也可以冲药面服用，药面方是：蚕砂 100 克，蜂房 60 克，川草乌各 50 克，乌蛇 100 克，生地 100 克，马前子 60 克，黑蚂蚁 100 克。共研细面装入胶囊中每服 5 克，1 日 2 次。其中马前子需炮制后用。

类风湿性关节炎晚期，病程也较长，关节严重变形，功能受限，发于下肢无法走路，发于上肢则不能持物。关节肿痛变形，严重者全身关节变形，局部并不红热，特点是关节失去屈伸功能，受累关节可单发，也可多发。西医往往用手术进行关节置换。在尚未完全丧失功能之前，中医可用补肾滋肝法。我常用方：桂枝 15 克，羌独活各 10 克，追地风 20 克，生地 20 克，当归

10 克，骨碎补 20 克，石打穿 10 克，川断 15 克，鹿角霜 20 克，全蝎 10 克，地龙 10 克，蜈蚣 3 条，黄芪 30 克，炮山甲 10 克，补骨脂 10 克，鸡血藤 20 克，制马前子粉 1 克（冲服），白芍 30 克为基本方，水煎服以治疗。可常将此方制成蜜丸以服用，有一些病人可以取得些疗效。

典型案例

张某某　女　28 岁　教师　已婚

2006 年 4 月 2 日初诊：一年前四肢小关节发僵疼痛，屈伸不利。在我院风湿免疫科诊为类风湿性关节炎，经用泼尼松、甲氨蝶呤治疗好转，半月前停药，几天后四肢小关节又开始疼痛，夜间重，有晨僵，伴有乏力、全身不适、恶寒，来看中医。诊时见其面色少华、形体消瘦、双手发冷，双手指关节肿胀如索形，压痛明显，舌质淡，舌苔厚腻，脉沉细弦。风寒湿邪痹阻筋骨，治当祛风散寒通络除痹，补肝肾以强筋骨。

方药如下：

麻黄 10 克　桂枝 15 克　羌独活各 15 克　川草乌各 10 克（先煎 1 小时）　当归 10 克　白芍 15 克　生熟地各 30 克　防风 10 克　甘草 10 克　干姜 10 克

水煎服七剂一日二次。

4 月 9 日二诊：服药后全身微微出汗，恶寒减轻，关节疼痛好转，大便每日2次，腹中时有不适。原方加焦三仙各10克，七剂。

　　4月16日三诊：出汗不多，纳差，全身倦怠，关节痛减轻很多。原方加生熟地各至40克，苍术10克，黄芪30克续服七剂。

　　4月23日四诊：关节痛大为减轻，大便日2～3次，纳差。舌脉同前，关节肿胀消。原方加砂仁6克续服七剂。

　　4月30日五诊：关节痛只在夜间小发作，大便日2次。身上有汗但不很多，原方去麻黄，加露蜂房20克，续服七剂。

　　5月7日六诊：关节已不痛，将上药倍量做成蜜丸并配服雷公藤片善后。

　　按：以大剂量生熟地滋补肝肾之阴，用川草乌扶阳散寒止痛，配以麻黄、桂枝、羌独活、防风祛风通经络走四肢，当归、白芍活血止痛缓解挛急。甘草、干姜调和诸药，因服大剂量地黄引起滑肠腹泻，加入焦三仙以制约之。麻黄久用出汗多易制表虚，故又加入黄芪30克，扶正固表。关节痛止后改用自制蜜丸和雷公藤片善其后。

十一、治糖尿病浅见

Ⅰ型糖尿病

对于Ⅰ型糖尿病，中药不能取代胰岛素，我们有很多失败的病例。青少年初发病时，不少家长希望用中药治疗。在初期用中药也确实见效，有些人甚至血尿糖控制在正常范围，但随着时间的推移，或只要停药，血尿糖即刻照旧。不得不用胰岛素治疗。无论Ⅰ型还是Ⅱ型糖尿病，到了晚期，病程超过十年、二十年甚至于三十年后，大多数患者出现眼底病变、肾脏病变、末梢神经病变及全身乏力、出汗、食欲不振，消瘦胃肠麻痹等用中药可以缓解症状，稳定病情。

Ⅱ型糖尿病

大多中年起病，于饮食关系甚大。如初发未经任何治疗，单用中药治疗可以控制病情，甚至于治愈。我本人的弟弟，因为急性阑尾炎，在准备做手术时查出血、尿糖高。我给服用中药一个月，两年血尿糖正常，后因他不注意，吃一夏天西瓜至秋病复发。即便病程较长，用过西医药。中药也有很好的疗效。我常用方如下：黄芪30克，山药20克，苍术20克，生地20克，元参20

克，葛根 20 克，黄芩 10 克，黄连 6 克，花粉 15 克，三七参 10 克，黄柏 10 克，地骨皮 10 克，丹参 20 克，女贞子 20 克，麦冬 10 克，五味子 10 克，赤芍 15 克。将上方研末，制作成水丸服用，6～9 克/次，2 次/日。

此方对于尚未出现并发症的糖尿病人有很好疗效。如能适当控制饮食，只服此药而不用再行服用任何西药，个别严重者则需配少量二甲双呱或降糖类药。对于该病并发阳痿的病人，服用此方后阳痿很快治愈。二甲双呱至很多人消瘦，用此方后可以减轻或停止消瘦。

Ⅰ型糖尿病用胰岛素治疗的病人，出现乏力、出汗及低血糖反应者也可用此方治疗很快消除症状。出现肠麻痹，不欲饮食者用此方也有效。晚期糖尿病人，出现诸多并发症，有四肢发冷，消瘦、乏力、纳差等，用此方有效。同时金匮肾气汤也有效。

十二、小便不利治疗一得

（一）淋　证

　　相当于西医所说的泌尿系感染。急性淋症，有尿急、尿频、尿痛、尿血、尿道及下腹不适等。大多属实热淋或火热血淋，无论用八正散或小蓟饮都可迅速治愈。但若是慢性淋症或淋球菌引起，支原体、衣原体感染引起者治疗起来就不那么简单。尤其是病程长，如一年、二年或更长时间，反复发作者，就不能用一种治法解决问题。病久以后给辨证带来更大困难。此类病人的病机不单纯属寒、属热，大多虚中夹实，寒热互见，舌、脉也不典型。治之当然要多法并用，补不足、损有余。我习惯这样选药组方：通淋用车前子 20 克，瞿麦 20 克，石韦 20 克，萹蓄 15 克。清热利湿用黄柏 10 克，蒲公英 20 克，土茯苓 30 克，大小蓟各 15 克。其中土茯苓用 30 克左右，此药可治性病，若是支原体、依原体引起者，用此药有效。扶正用黄芪 30 克，西洋参 10 克，牛膝 15 克，五味子 10 克，白术 10 克，茯苓 20

克，甘草 10 克。其中牛膝、五味子两药即可祛邪也可扶正，一箭两雕。固涩用桑螵蛸、益智仁，温下焦用小茴香，乌药，理气机用木香、枳壳，利湿用苡仁、滑石。将以上药各选一两味组成一复方，治此病很有效。

另有一小方：将车前子 30 克布包，绿豆一两，小茴香 20 克，三味药放入锅内煮沸半小时去药渣喝药汤。药汤均有 500ml 左右，一日一锅，慢性者也见效，用过多例。尤其于慢性此患者见效后症状消失或基本消失，再以此小方当做保健药常用一段时间，确保不再复发。

典型案例

王某某　女　38 岁　护士　已婚

患者为基层医务工作者，因小便淋涩疼痛，尿频尿急，反复发作 3 年余，近些日复发来看中医。

初诊日期为 2000 年 6 月 8 日：小便淋涩疼痛，每当劳累、同床、月经前后则加重。伴有腰困，少腹不适，失眠梦多，乏力精神不振，尿常规（一），尿培养无致病菌生长。舌质红，舌苔黄腻。心火有余，肾气不足下焦湿热不去，膀胱气化不利发为淋，治当兼顾。

方药如下：

苍术 15 克　茯神 15 克　石韦 20 克　小蓟 15 克
车前草 15 克　黄柏 10 克　五味子 10 克　木香 10 克
土茯苓 30 克　桑螵蛸 10 克　牛膝 15 克　甘草 10 克

赤芍 20 克　黄芪 30 克　陈皮 10 克

水煎服七剂，一日二次。

6 月 28 日二诊：患者服七剂药后诸症若失，以为痊愈，停药十天后近几日又觉小便时不适来诊。舌脉同前，原方续服七剂。

7 月 4 日三诊：服药后小便通利，全身情况好转。正值经期，改服加味逍遥散四剂。

7 月 8 日四诊：月经已过，续服原方七剂而愈，此患随访五年未复发，还不断将同类病人介绍来看中医。

（二）石　淋

中医称石淋，也有称沙石淋者，无论在肾盂、输尿管或膀胱内，都可用中药排石治疗。此病诊断须依靠现代医学仪器，很少有尿出沙石后来看病者。用排石汤后尿出沙石是常事，但患者看见自己尿中有沙石而来治病者，本人未曾见过。所见者是发生肾绞痛，或尿不通，尿血后经检查发现其有石存在而用中药排石。习惯上，中药方中都要加入金钱草、海金沙、鸡内金、郁金、鱼脑石等为君药。中医大夫尚在辨证基础上加以上诸药，若是西医则直接用排石药，对于此病当先辨病，后辨证，排石前看看石头大小则是重要的，若超过 1cm 大的结石，排出很困难。我给一位姓邓的老干部排过肾盂内3.5cm×3.4cm之巨大结石。他坚持不做手术而用中药排石。我给服用中药凡3个月，结果无效。多少年来治疗此病很多，有些经验。一是需中西医结合，结石对泌尿系统管道内膜有损，镜检血尿就是明证，故要用抗生素辅助治疗。一则能预防感染，二则减少水肿有利石头出来。有绞痛则有痉挛，必须用解痉药。如654-2、阿托品等，也有用黄体酮等的。二是中药方用复方重剂，除以上所例诸排石药外，有几味中药应当加入，因不通则痛，故理气药不可或缺。常用者是郁金，此药扩张输尿管。还有木香、枳实、青皮，尚可加入软坚散结治癥瘕积聚的药如三棱10克，莪术10克，炮山甲10克。还有活血止痛药，又可止血又可止痛，如川楝子10克，元胡10克，白芍20克，甘草10克，小蓟15克，丹皮10克等。还有攻下而走下的大黄，此药至关重要，无论患者大便怎样，都可或多或少用些大黄，此下行走串，排空下腹部有利结石下行。当然还有通淋诸药如木通6克，瞿麦20克，石韦20克，车前草子各15克，滑石20克，冬葵子15克等都是在用之例。正气不足之人尚许扶正，此患以腰痛者多，故补肾强腰膝的药不可少，如六味地黄汤，单味药有杜仲15克，川断15克，菟丝子20克。气血不足之人尚入黄芪30克，党参

20 克，白术 15 克等。这样一来方子就大，病重方小药轻无济于事，必须给重剂势不可当力胜石阻，除此轻描淡写，如隔靴搔痒，则结石无法排出。再者是鱼脑石，此药排石力大，古人就有用此药排石的记载。我常用以治疗各种结石，疗效肯定。

典型案例

田某某　男　42 岁　干部　汉族

1998 年 7 月 3 日初诊：患者因腹部阵发性绞痛以急腹症入急诊科。腹痛向后背及外阴放射，伴尿频尿急尿痛，经腹部 CT、B 超确诊为左侧输尿管结石，尿检大量红细胞。由急诊科转入中医科排石治疗。诊时舌质红，黄腻苔，诊为石淋。治以排石通淋。

方药如下：

金钱草 30 克　海金沙 20 克　鸡内金 10 克　郁金 10 克　石韦 20 克　鱼脑石 10 克　枳实 10 克　白芍 20 克　甘草 10 克　苍术 15 克　莪术 15 克　炮山甲 10 克　制川军 10 克　青皮 10 克　川楝子 10 克

水煎服三剂，一日二次。西医常规治疗。

7 月 5 日，患者服第三剂药后观察，小便通利，便盆底部有小沙石样物数十枚。随腹疼止，经腹平片、腹部 B 超查阴性，观察三天出院。

按：石淋大多因下焦湿热急剧而成，治则以排石为

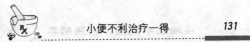

要，此例以"四金"配鱼脑石通淋排石；苍术利湿，白芍、甘草缓急止痛，莪术、炮山甲软坚散结以碎石，枳实、青皮、川楝子疏理气机，制川军导实浊之邪下行，并祛瘀血，通腑气，有利排除结石。此例三剂而石出，此方也成为我院中药房协定处方，取名排石一号方，凡泌尿系统结石率先用此方治之。

十三、妇产科疾病诊治经验谈

（一）乳腺增生

也叫乳腺小叶增生或纤维瘤。此病多发于 20～50岁之妇女，有单发也有两乳同时发病者。大多数病人在月经来潮时乳房痛或胀痛、刺痛，也有部分病人整日疼痛不适，也有只在生气或心情不好时痛。大多用手指可触及到肿块，用 B 超或钼钯诊断较为准确些。此病与乳癌鉴别很重要，除用仪器给予区别，用手触诊也很重要。乳癌肿块大，摸之硬如石，形状不规整，与周围组织粘连，不好分界限。此外乳头突然溢乳、流水或有血性分泌物溢出、挤出要高度警惕。

此病肝气不疏，痰火瘀血阻滞凝结而成。治疗用逍遥散为基本方。若有手足心热的加丹皮、山栀。而成丹栀逍遥散，再入王不留行子 20 克，橘核 10 克，元胡 10克，川楝子 10 克。尚可入白蒺藜 10 克，牡蛎 20 克，蜂房 20 克，香附 10 克，患者年龄在 30 岁以上加入淫羊藿 10 克，鹿角霜 10 克。如瘤块硬而大，再入三棱 10

克，莪术 10 克。大多数患者有效。但需服用三个月至半年。若服汤药有困难改为蜜丸或水丸服用。这样可以坚持用下去。此方止痛疗效好，可以控制病情发展。但如将所有腺瘤全部消去如初则很难，达到使肿块缩小，不痛，不再增多较容易。此外还常见有心脾两虚型者，用以上方法无效而应养心脾用归脾汤治之。随着全身情况之好转，乳腺痛也减轻或消失，此型占极少数。还有一个少见型是阴血亏少型，见体瘦，舌红无苔，脉细心悸，用金铃子散有效，也无需另加别药。当然也可据证而施治，此等患者虽少，但也不是绝无仅有。

典型案例

赵某某　女　36 岁　已婚　干部

2005 年 4 月 1 日初诊：自觉双乳房胸胁处时时有如针刺样痛，伴失眠多梦，易怒急躁，月经提前一周，每于经期心烦腰困，少腹不适，乳房痛加剧。做双乳房 B 超提示，双侧乳腺增生，用手触及双侧乳房内有散在绿豆大小结节数个，有轻微压痛，与周围组织界线不清，双乳头无溢乳现象。双腋下淋巴结不肿大，舌质淡红，脉沉弦。诊为乳核。肝气不疏，气血痰瘀结成块。治当调理。

方药如下：

柴胡 15 克　当归 10 克　白芍 15 克　白术 10 克

茯苓 15 克　丹皮 10 克　焦山栀 10 克　郁金 10 克　香附 10 克　王不留 20 克　橘核 10 克　元胡 10 克　牡蛎 20 克　枣仁 20 克　淫羊藿 10 克

水煎服七剂，一日二次。

4 月 8 日二诊：服药后乳房胸胁痛好转，舌脉无任何变化。原方续服七剂。

4 月 15 日三诊：乳房胸胁已不痛，睡眠好转。将原方倍量制成蜜丸九克重，一日二次，一次一丸，服用三个月而愈。

按：乳房与肝肾关系最密切，肝失疏泄乳房气化不利则乳核形成。本方以加味逍遥散疏肝解郁以治本，用王不留行、橘核、香附、元胡直达乳房，通乳络散结气行瘀血。牡蛎、淫羊藿调和阴阳，牡蛎入阴软坚，淫羊藿温阳行气。枣仁安神养心。然此病必须治疗 3 月至半年，短则只能止痛，不能使乳核消除，坚持服药才有疗效。

（二）闭　经

已来过月经的妇女，突发三个月以上未来月经，也不是并月或一年一至，半年一至的先天性如此的妇女则为闭经，若查无别的病，为原发性闭经，因别的病而发生闭经者为继发性闭经。继发性闭经的治疗重点在原发病上，只要原发病治愈月经可来潮。而原发性闭经查无病因，治起来较为困难。原发性闭经其中一个较常见的原因是肾亏，肾主生殖，主天癸，天癸司月经。肾亏有人系先天不足，有人则因后天受伤，无论先天或后天因素，治之都要阴阳同调，较为代表的方如刘奉五老先生的二四五合方，即二仙汤、四物汤、五子衍宗丸的复合方。本人也用十全大补汤去肉桂加仙灵脾 10 克，川断 10 克，菟丝子 20 克，茺蔚子 15 克，紫河车 5 克（冲服），枳壳 10 克，泽兰 10 克，香附 10 克所组成的复方来治疗。其中紫河车入汤，药味难闻，患者无法下咽，应将其装入空心胶囊内随汤药一起服下，日 6 克左右。对青年女性效果较好，但要服用一个月左右的时间，短则不能见效。二方是刘老先生的一张方叫蒌石汤（瓜蒌、石斛、元参、生地、麦冬、牛膝、瞿麦、坤草、车前子）本来是治疗闭经因于肝胃有热引起，见口干、面赤、烦躁、便秘心烦体壮之人，此方用之得当三剂见效。

若用十余剂仍不见月经来潮，则应停服。就不是本方适应证，应另选他方。我用此方即遵循刘老之意必见胃火实热者，还加入花粉 15 克，当归 10 克，川芎 10 克，红花 10 克等用，效果更佳。除此之外，若肝经热邪，肝气不畅，气血逆乱者用加味逍遥散。此外还有肥胖型闭经者，减肥是第一治疗，其次才是用药。我用四物合二陈汤、平胃散、五苓散合方，然后加白芥子10克，三棱10克，莪术10克，泽兰15克，坤草20克，茺蔚子15克等也有长期服药见效者。

典型案例

樊某某，女，25岁，未婚，初诊日期为1999年9月12日。患者近3年来月经稀发，最初为2月、3月来一次，量特少，一年来月经完全闭止。身无不适之感，只是发胖，一年以五六公斤增长，由二十岁之四十多公斤增至现在七十多公斤。懒惰少动，体毛增多，动则气短，腰痛。舌质淡，苔薄白，脉沉。肾亏血瘀，痰浊阻络，经血不通。方用：

当归10克　川芎10克　熟地10克　白芍10克　茯苓15克　苍术10克　泽兰10克　茺蔚子20克　三棱10克　莪术10克　大贝母10克　白芥子15克　陈皮10克　川断15克　紫河车6克

装胶囊内服，水煎服一日一剂。

服用半个月后，自觉无任何不适。期间还于原方中加入桃红各10克，淫羊藿10克，菟丝子20克，牛膝10克，蛇床子10克，车前子10克，如此加减出入服用月余。后将此方改制成蜜丸，服用四个月后月经来潮。

（三）崩　漏

崩漏好发于青春期和接近更年期的妇女。如果崩漏日久不愈，其体壮实，见有五心烦热，可用温清饮（四物汤合黄连、黄芩、黄柏、山栀），尤对四十岁以上妇女患崩漏日久则见效，属阴血亏而血中有热者用之多效。此方为明代龚廷贤《万病回春》一书中的方子，龚说："妇人之血崩，稍久属虚热者，宜养血清火也。"用此方时尚可加入坤草 20 克，芥穗炭 10 克，地榆 15 克等，即使因子宫肌瘤引起的出血也有效。

崩漏还可因气亏血少引发，其人素来心脾不足体弱力亏，气虚血少，脉沉舌淡，纳差乏力，睡眠不足，治之用归脾汤。有人也主张以举元煎为底方或以补中益气汤为基础方，总之没有离开补气益血一道。此型若能于补气血方中加入仙鹤草 30 克，阿胶 15 克，山药 20 克，墓头回 20 克，石莲子 20 克，效果更佳，止血很灵。若兼有五心烦热，舌尖红脉细数阴虚血热者于归脾汤中加入焦山栀 10 克，杜仲炭 10 克，地榆 10 克，丹皮 10 克，女贞子 20 克，旱莲草 20 克，五灵脂 10 克，蒲黄炭 10 克等见效甚好。

崩漏如源于肝经火蕴者，烦躁不安，五心热盛，面有怒气，脉弦滑，则用加味逍遥散。可加入芥穗炭 10 克，龙牡各 20 克，龟板 10 克，乌贼骨 10 克等。

需要指出的是崩漏若源于子宫肌瘤，服用中药止血后当另用软坚散结药治本。有些轻型患者见效，严重者非手术切除肌瘤不足以治本。

典型案例

王某某　女　25 岁　未婚　教师

2000 年 3 月 18 日初诊：月经不调 4～5 年，有时 3～5 月不来，来月经则十天半月不止。本院妇科诊为"功能性子宫出血"，用人工周期治疗有规律月经，停药后复发。请中医调理。诊见其面色白，口唇发淡，精神不振，语言低微，自觉气短乏力，心悸出汗，睡眠易惊醒，梦多，健忘，纳差，腰困腿软，刻下正值经期已有十余天，量不太多，少腹发胀，舌质淡红，舌苔薄白，脉沉细弦。治当先固本止血。

方药如下：

党参 20 克　白术 10 克　黄芪 30 克　当归 10 克 茯神 20 克　远志 10 克　枣仁 20 克　木香 10 克　桂圆 肉 10 克　五灵脂 10 克　蒲黄炭 10 克　墓头回 20 克 阿胶 15 克（烊化）　炙甘草 10 克

水煎服五剂，一日二次。

3 月 23 日二诊：服药后经血止，舌脉及全身情况无大变化。原方去蒲黄炭、墓头回；加菟丝子 20 克，坤草 30 克，山茱萸 10 克续服五剂。

3 月 26 日三诊：精神好转，睡眠增加，原方续服五剂。

4 月 1 日四诊：面色红润，精神好，用归脾汤加减进退治疗半年，于经后加入补肾之品，经期加入失笑散等，月经能按期而至。

按：青年女子崩漏脾肾虚者多见。此例即脾肾不足，在经期以归脾汤加失笑散，阿胶墓头回养血止血。经后加入补肾之菟丝子、山茱萸调脾肾，坤草调经。笔者体会坤草无论经期经后都可运用，民间有单用此药久服而治愈大量妇科病的案例不少。墓头回治崩漏无论其为寒热虚实都可运用，有很好的止血作用。

（四）用药经验

墓头回：此药气味难闻，但治崩漏非常有效，各型都可运用，基本上说是止血收涩药，配于复方之中用，常用量 10～30 克。

仙鹤草、山药用于气虚崩漏，女贞子、旱莲草阿胶珠用于阴虚崩漏，焦山栀、地榆、丹皮用于血热崩漏，坤草、石莲子、龙牡、杜仲炭、芥穗炭、墓头回、乌贼骨用于各种类型崩漏无论寒热虚实者。

另外，无论辨证为何型，只要该患者素有便秘，都可于方中加入制川军5～10克，疗效可提高。

（五）经期鼻衄

妇女于月经来潮时，或快要来潮时出现鼻孔流血，有人还吐血、咳血，中医叫倒经，都源于肝经炎热，迫血妄行。治之用龙胆泻肝汤有效，可于经前数日服几剂，连用几个周期必愈。

（六）不　孕

王清任说：少腹逐瘀汤是种子安胎第一方。第一方倒未必是，但若是少阴虚寒、宫冷不孕用之确有奇效。清朝时期人民衣食不保，妇女阳虚宫寒想见不少，故他所见者此类病人居多，他说此话不为奇怪。我用过此方，患者其人面白无华，形寒肢冷，体弱多病，少腹冰冷，白带清稀，四肢欠温，用后怀孕者甚多。类似病人，我用艾附暖宫丸，怀孕者也不少。

典型案例

章某某　女　30岁　公务员　已婚

2001 年 10 月 11 日初诊：结婚 3 年未孕，平时体弱怕冷，纳差，吃不合适胃脘疼痛、发胀。月经错后 3～5 天，轻微腹痛，腰痛，少腹及双下肢发冷，睡眠不好，精力差，其爱人精子精液正常。诊见面色少华，体瘦，体重 43 公斤，双手冰冷，舌质淡白，苔薄白，脉沉细。脾肾阳虚，气血不足，胞宫虚寒。治当温补之。

　　方药如下：

　　当归 10 克　川芎 10 克　白芍 15 克　白术 10 克　茯苓 15 克　巴戟天 10 克　小茴香 10 克　五灵脂 10 克　菖蒲 10 克　官桂 10 克　甘草 9 克　炮姜 10 克　艾叶 10 克　香附 10 克

　　水煎服七剂，一日二次。

　　10 月 18 号二诊：服药后无任何不适，纳增，全身发热。原方续服七剂。

　　10 月 25 日三诊：服完五剂药后来月经，经量适中，改服逍遥散三剂。

　　10 月 28 日四诊：月经已过，原方续服七剂。

　　10 月 4 日五诊：服药后全身觉温暖，精神好，纳食二便正常。将原方加入藏红花 10 克做成蜜丸服用 2 个月后怀孕。正常产一女婴，母子健康。

（七）痛　经

痛经有轻有重，重者每于经期几乎不能正常生活，轻则并不影响到工作生活。对于一般痛经于月经来潮前两三天开始服用痛经散（白芍、甘草、元胡、蒲黄、五灵脂、肉桂）即可。此类痛经常见瘀血和寒证的临床现象，但也有例外。有一例十八岁少女痛经，用遍治痛经诸方无效。后来见期面黄肌瘦，失眠多梦，纳少脉细弱，显现心脾两虚之证，于是给用归脾汤，不想几剂下肚痛止。以后凡是有心脾两亏之室女痛经恒用此方无不见效者。

对于子宫内膜异位症引起的痛经，用活血化瘀药加入软坚散结的三棱10克，莪术10克；阳虚下焦虚寒者尚加入巴戟天10克，芦巴子10克等有一定疗效，要坚持治疗才见效。

典型案例

瞿某某　女　38岁　已婚　个体户

2007年5月11日初诊：自述经期少腹痛3～4年，每于经期前1～2天少腹阵发性疼痛，痛时向大腿内侧和会阴部放射，腰痛，经血中有血块，色紫暗，带经

10余天，平时少腹发冷隐隐作痛，白带较多，以白为主，腹胀纳差，睡眠不好梦多，本院妇科诊为子宫内膜异位症。经期尚准。刻下正值经期第三天，诊见其面色发青少华，舌质红，舌苔薄白而腻，脉沉弦紧。寒湿瘀血结于胞宫，治当调理。

方药：

当归10克　川芎10克　白芍15克　白术10克
茯苓15克　五灵脂10克　蒲黄炭10克　莪术10克
巴戟天10克　丹皮10克　桂枝10克　淫羊藿10克
坤草20克

水煎服五剂，一日二次。

5月16日二诊：服药后腹痛缓解，经血已止。原方去蒲黄炭加川断15克，续服五剂。

3月21日三诊：少腹已不痛，白带减少。原方续服五剂。嘱其下次月经来前3天来看病。

4月3日四诊：月经将至。舌质淡红，舌苔白腻。脉细弦。用5月11日处方水煎服五剂。

4月8日五诊：本次来月经少，少腹只觉轻微疼痛；血块减少，原方续服五剂，此后用本方加减调治半年痊愈。

按：子宫内膜异位症引发的痛经病机复杂，证型也较多，此例下焦虚寒，血瘀胞宫。以淫羊藿、巴戟天、桂枝温阳祛寒，白术，茯苓健脾利湿，当归、川芎、白芍、五灵脂、蒲黄、坤草活血祛瘀止痛，莪术行气散结，攻补兼施而取效。

十四、持一方而治"百病"

（一）小柴胡汤

我在临床见习时，跟东直门医院一位名医抄方，此先生名大技高，患者接踵，一上午看近百位病人，所开出的处方有差不多七成是小柴胡汤或此方的加减方，效者亦众。

小柴胡汤是伤寒论中少阳病的主方。张仲景说，少阳病，口苦，咽干，目眩。此三证是少阳病主症。小柴胡汤所治之证又有伤寒中风，往来寒热，口苦咽干，胸胁苦满，默默不欲饮食，心中烦，喜呕或腹中痛，或渴，或悸，或咳等症。他又说明小柴胡汤但见一证便是，不必悉具。关于这一证，后世医家有很多说法，有说是往来寒热，有说是胸胁苦满，见仁见智。无论何证，小柴胡汤在临床上的适应证确实广泛。若用之准确无不取效者。

1. 治外感病

外感病而见往来寒热，发热恶寒，周身不适，尤其是其人素有慢性疾患又患新感者用此方治之，感冒可以很快好转。若汗出而周身关节疼痛者合桂枝汤，即成柴胡桂枝汤。如果有咽喉不适疼痛加双花20克，连翘20克，桔梗20克。如体温高加石膏30克而成柴胡加石膏汤。咳嗽加杏仁10克，桔梗10克。项背不适加葛根20克。心烦胸闷加山栀10克，豆豉10克。若是流感则加入板蓝根20克，蚤休10克等。

2. 用治不明原因的高热不退

病人高烧、体温可在39℃甚或40℃。查无任何阳性体征，有些是持续热，有些是波浪热。大多诊断为病毒感染引起，或存在某种疾病，一时未发现。用小柴胡汤加石膏30克，知母15克治疗有效。尚可据病状加入青蒿20克，葛根20克，板蓝根20克等。我曾在本院内科会诊一例无名高热病人，中年男性高烧不退，体温在38℃～40℃之间徘徊，肌注安痛定柴胡后大汗出，体温下降，几个小时后又复升高，查无阳性体征，其人神清体壮。诊见面赤，口干，舌红苔黄厚，口渴不多饮，胸脘满闷，发热前有恶寒寒战。大便日一次而不爽，病在气分，少阳不利。于小柴胡汤加石膏40克，苍术15克，枳壳10克，青蒿15克，大腹皮15克，三剂而愈。治外感用小柴胡汤，柴胡用量一定要大，一般用24克，至少应在15克以上。有人不用党参、甘草、大枣、生姜，嫌其燥而温性有碍祛邪。我则用全方，有时党参易西洋参，未见其掣肘。

3. 治胸胁苦满

很多种病出现胸胁满而痛，胀而闷，如肺病、胸膜病、心脏病、肝、胆、食道病、神经、精神疾病等，以上这些病见胸胁苦满都可用小柴胡汤治疗。当然用之最多、最广、最有效者要数肝、胆系统疾病，肝、胆病无论其急慢性者都可见此证。大量名家治此病都用小柴胡汤作为基础方再施以因证加减，愈病不可胜数。要注意的是随证加减药物如能遵伤寒论之加减之旨，疗效更好。加减也不是随心所欲，漫无边际，《伤寒论》中已说得很明白，我们只要照抄跟办就可见效。如呕多，气上冲，便秘则用大柴胡汤，腹痛加芍药，渴加花粉，惊悸用柴胡加龙骨牡蛎汤，胁下痞加入牡蛎，便硬难下加入芒硝。都是张的旨意，后人又增而广之。有黄疸加入茵陈蒿汤，积水而小便不利加入五苓散，脾虚合理中汤，便不通合大承气汤等。

4. 默默不欲饮食

显然是肝病而及脾及胃。肝气不疏肝木克土，出现的所有不欲饮食都可用此方治之。我治慢性胃炎，见呕而不欲食，吃后胃脘不适、胀痛等属现代医学所诊断的慢性胃炎，用此方略施调整即成半夏泻心汤，治疗胃病，如胆汁反流性胃炎等。还有精神性厌食、癔病引起的呕吐厌食等都有效。

5. 胰腺疾病

尤其慢性胰腺炎，主要以胁腹疼痛为主，尚有消化方面的其他症状，不要问其病程长短，也莫管其男女老少，也无须怎么辨证，只放心用小柴胡汤，有便秘者加入川军10克都可见效。即使诊为胰腺癌，此方也有疗效。我曾治一例女性中年人，于北京某权威医院诊为胰腺囊肿，于此方中加三棱10克，莪术10克，牡蛎20克，金铃子散10克，焦三仙各10克，治疗三个月，囊肿小一半，临床症状全无。

6. 咳嗽

咳嗽久治不愈者也可考虑用此方治疗。症状是咳嗽，咽干，口苦胸满不适，脉弦，咳嗽不剧，或可有发热恶寒等，是用此方指征。

7. 精神神经系统疾病

胸胁苦满，暖气不欲饮食，胸心烦，脉弦，口苦，眩晕，欲吐等等都是各种精神病的主症或是必有症，都可用此方治之。用时尚可加入茯苓20克，枳实10克，白芍20克而成，小柴胡合四逆散。便秘加入大黄10克，芒硝10克（冲服）类大柴胡汤。烦加山栀10克，脏躁合甘麦大枣汤，百合病合百合知母汤等等。焦虑、狂躁、抑郁都可用。

8. 眩晕

颈性眩晕具备目眩特征，用小柴胡汤有效，内耳性眩晕尚可合五苓散照样有效。目眩是少阳病主症之一，低血压引起之眩晕也有效。合苓桂术甘汤治一些不明原因之眩晕也有效，要者得有口苦，咽干目眩，脉弦。

9. 治眼科疾病

如角膜炎、结膜炎、青光眼、白内障等也有效。因少阳属肝、肝开窍在目，故眼病其本在肝，用此方加减治之大多有效。

（二）逍遥散运用心得

逍遥散可说是治妇女病之第一方。女性以肝为先天，男精女血。肝藏血主疏泄，为血海调冲任。因肝病引发诸多妇女疾病，都可用该方调治。

用逍遥散的指征是：患者情绪不稳定，爱生气、动辄发火、易怒、着急。所谓的急性子。精神紧张、多怒善感、忧郁多虑、睡眠不佳、意志偏执，俗话说认死理儿的人，固执不易改变自己的行为，个性强或寡居独处之人，来诊看大夫时不愿多言，或多语不绝者，或谈吐不太符合逻辑。或所述病情离谱离奇，好动不安，常常叹气者。望诊所见两目往往高突，但又不是甲亢，眼神怒目而视，或有斜视者，或一只眼睛有残疾者。面色暗而忧郁，伤感或两目发呆、直视。或见背冷、下肢不温，加热后又烦躁，五心烦热，冬天手足发冷，夏天手足心热者。面少表情，来诊病时，不愿先告知病情，给大夫一个手腕，考验医者诊脉技术，问之也不情愿说出病状，大多见于中年女性，凡此种种肝气郁而情志恙。脉多显弦、紧、滑，舌有紫气，舌体大而色暗。在此基础上也容易患病。以上疾病就是此方的适应证。

1. **神经官能症**：多疑、说病就病、全身没有舒服的地方、症状离奇、失眠多梦，朝病夕改、随环境变化而变、人喜他喜、人悲他悲，看明月伤心、见花凋流泪。得病给自己解闷，给别人看求怜，只能用逍遥散，初涉临床者往往被迷惑，努力寻找病因，为辨证找根据，结果绞尽脑汁不知所措。

2. **失眠**：白天怒气冲天，体壮多动，并不影响工作学习，入夜难眠，多梦。往往月经不调，胸胁满痛，头胀头闷，急躁不安用此方必有效。用不着再入安神定志药。可加郁金 10 克，菖蒲 10 克，龙牡各 30 克。

3. **梅核气**：就是《金匮要略》中所说的妇人咽中如焚窗，一般认为是痰气交结。属情志病，通常用半夏厚朴汤治疗。但也有不少人不见效，而用此方则效。也有因慢性咽炎引起者，用此方也有好效。

4. **喜悲伤欲哭常叹息**：指脏躁病，肝脾病，通常用甘麦大枣汤。但病重则无效，用此方或两方相合有效。

5. **痤疮**：中年妇女痤疮大多是此方的适应证，青年女性则无效。

6. **月经不调**：有此方的适应证而且月经不调用之必效。月经紊乱可以是周期失调，可以是经量异常，或多或少，都可用此方调之。他如闭经、崩漏只要见前面所述诸症则是此方的主症。

7. **带症**：无论白带、黄带、赤带、青带只要见肝强脾弱、气血不和都可用此方。黄带合四妙散，白带合完带汤，赤带合导赤散，腹痛合当归芍药汤，腹中痞块合桂枝茯苓丸。久病肾亏腰痛加补骨脂 10 克，川断 15克，淫羊藿 10 克，牛膝 15 克等。阴痒加土茯苓 20 克，蛇床子 20 克，苦参 20 克，椿根皮 20 克。

8. **乳核**：青春期用此方加王不留行 20 克，橘核 10克；中年加淫羊藿 10 克，鹿角霜 10 克；老年加三棱 10克，莪术 10 克。无论哪个年龄段都选用白蒺藜 10 克，香附 10 克，牡蛎 20 克，川楝子 10 克，元胡 10 克，青皮 10 克等。

9. **黄褐斑**：好发于中年女性，尽管辨证时尚可见有心脾两虚者、肾阴亏者，但肝脾失调占绝大多数，用此方为主加减有效。肾阴虚者合六味地黄汤，心脾两亏者合归脾汤或四君子汤。

10. **不孕**：不少人不孕因于精神紧张，此等人求子心切往往查不出什么病来，转而求神拜佛。同床要择期择日择时。性交只是为怀子，日思夜想几成花癫状。见别的妇女带着孩子心里不知多难受，甚或偷偷流泪。久而久之身心瘫败面黄肌瘦，情绪低落，性欲低下，无性高潮，内分泌紊乱，怎么能怀孕？不用此方调整，用任何种子助孕也往费心机。当然此等病人还需加上心理治疗。

11. **更年期诸症**：更年期神经内分泌功能失调，雌激素水平下降，引起一系列的变化。最常见者是精神情志异常，潮热、汗多、月经异常。有的水肿，有的消瘦不一而足。所谓主诉凡多，用此方主之。

12. **妇女习惯性便秘**：大便秘结，甚者 1 周一次。粪并不坚硬如石，下行困难，如厕有用半小时者。查之腹软，也无阴亏血少见症，无气虚无力症状，更无肠梗阻体征。用此方加莱菔子 10 克，决明子 10 克，郁李仁 10 克，火麻仁 10 克等有效。

13. **口腔溃疡**：有些妇女常于月经期口腔溃疡，也有在月经将至 3～5 天开始口腔溃疡。也有口腔溃疡与月经周期无关与生气有关者，都是此方适应证。但对白赛氏病无效，复发性口腔溃疡效果也不大好，若用，必须加入导赤散或泻黄散再入西洋参、熟附子等。如果与这些方合用，就不能说是加味逍遥丸的功劳了，因为主方已不是此方。

14. **癔病**：临床表现多种多样，犯病往往在人多的时候和地方，症状用常理解释不通，或突发不会说话，或突然不会动作。四肢瘫软，或做出某些怪异动作，或喘气不停，或学别人讲话南腔北调等，不合情理，查无阳性发现。癔病确实也是病，针刺人中、涌泉等穴，有剧痛，病人往往意识清醒，原来的症状也好转。可服此方。

15. **青春期精神病**：此病往往有周期，时好时坏，与月经有关，用此方有效。

16. **紧张时颜面潮红**：有些人与人交谈时颜面潮红，遇到紧急情况潮红更甚，也是此方的适应证。

17. **男性精神性阳痿用此方也有效**：有过性失败的记忆，每于性交时阴茎不能正常勃起、心悸、肉跳、汗流不止、激动过头、忘乎所以、担惊受怕。结果不知所措，手忙脚乱，越着急，阴茎越绵软，所以担心的事终于发生了，自知无能，丧失信心，终以失败告终，行成恶性循环，心里阴影不去。用此方加些鹿茸、龙牡，性交前加服安定片有效。

18. 经前期紧张症：这是西医的名词，中医尚找不出合适的名字来命名，就是妇女每到月经来潮前几天就感到全身不适，烦躁不安，失眠易怒。有些人还有头痛、鼻塞、恶寒发热、呕恶纳呆类似上感等症状，这就是此病。治疗用此方，在月经来前几天开始服用，每月都用，几个月后可以治愈。

19. 经期用药：无论患者得的是什么病，用什么方进行治疗，如果病人月经来潮，则将平时所服中药暂放一下，服几剂加味逍遥散，顺应生理，因势利导。对于患者素来所患之病也有治疗作用，并可调整患者的自身抗病能力，待月经过后再恢复吃原来的药。

20. 甲状腺炎和甲状腺腺瘤：用加逍遥散有效。如桥本病是甲状腺炎的一种，用此方有效，可以减轻以至于痊愈。甲状腺腺瘤属良性肿瘤，用该方加消瘰丸治之有良效，也可加入四海舒郁汤治疗，治愈的病例很多。甲亢用中药效果不如西药，我主张甲亢用西药，如果西药用后治疗效仍不太好，可以用当归六黄汤治疗有一定疗效，但不能把甲亢的治疗完全依靠中药，这样会误事的。有人治甲亢用海带、海藻、昆布、牡蛎等，我也试过，没有什么疗效。最初见肿大的甲状腺缩小，但越用越无效。

逍遥散所治之病还远不止这些，这里仅举常用者而已。

（三）升降散临床扩展运用

升降散出自《伤寒温疫条辨》。方中只四味药：白僵蚕10克，蝉蜕10克，姜黄10克，大黄10克。书中说："为细末，病轻者作四服，重者作三服，最重者作二服。服用时用蜜和黄酒送服，病重则蜜酒加倍之。治温病表里三焦大热，其证不可名状者，方中僵蚕清化而升阳，蝉蜕清虚而散火，二药以升清阳，姜黄辟邪而平疫，大黄定乱而达治，二药以降浊阴，酒引之而上行蜜润之使下导。一升一降，内外通和温毒消解。"尽管这些言论听起来有理，但单就从药上我们难以认为它有如此功效，也不知道它能治什么"不可名状"的病。

1. **荨麻疹**：我用此方治疗顽固性荨麻疹，往往合消风散一起用，疗效更好。我更多的是将此方用治顽固凶险的皮肤病，曾治一例泛发性全身性银屑病合并感染者。其人男性壮年，身高马大，住皮肤科病房，全身体无完肤，通身赤红，目不忍睹。每日从床上扫几次白皮下来，头面，头发间等处无一幸免。当时发高烧，病人苦不堪言。我给用此方加丹皮10克，紫草20克，白鲜皮 20 克，石膏 30 克，徐长卿 10 克，赤芍 15 克，苍术 15 克。服药三剂体温降至正常，皮痒好转，续进几剂，皮肤具有星点正常皮出现，此方加减服用月余，出院调养。

2. 肾炎顽固蛋白尿血尿：我在辨证方中合用此方，时有效者。

3. 不明原因高烧不退：此类患者绝大多数被西医收住入院，经各种检查无任何能足以解释发烧的证据，经西医治疗发烧不退，有病人烧至 40 度。用安痛定等后体温降下，药效过后高烧再起，经十几天，患者要求服中药治疗，此时我们中医可接触到此类患者，此时病机已很复杂，我用柴胡剂合此方治之，往往有效。有些患者退烧在 12～24 小时之内，有些患者体温呈渐进性下降。西医解释说这类患者一可能是病毒感染，二可能是药物热。

4. 病毒感染疾病：比如流感，尤其儿童感冒扁桃体肿大，咽痛。于银翘散等方中增入此方，疗效可大为提高。

5. 过敏性哮喘：本方合过敏煎，再加徐长卿 10 克，白鲜皮 20 克，葶苈子 10 克，地龙 10 克，疗效满意。

（四）五积散的运用

药物组成：白芷、陈皮、厚朴、当归、川芎、芍药、茯苓、桔梗、苍术、枳壳、麻黄、干姜、肉桂、甘草，加姜葱煎。

和剂局方中说治五般积，即寒、食、气、血、痰积。一方通治多疾，临证在于变而通之。汪昂说："此阴阳表里通用之剂也。"

1. **外感**：老年人、素体不足，感冒风寒、神疲、纳差、全身不适、恶寒无汗或出汗不多，用之多效。

2. **关节炎**：风寒湿外邪所伤者。四肢或周身关节疼痛不适，僵硬不伸，受气候变化影响，每当刮风下雨则关节疼痛，老年及体弱产后多见。伴有体虚、纳差、二便不畅、腹胀满、恶寒、肢僵等常用此方治之。

3. **慢性胃炎**：纳差、腹胀、嗳气、二便不调，伴周身不适或体弱气血不足，表里不通气机不畅，呕恶，肢倦等。

4. **月经不调**：妇女月经或提前或错后或痛经，带症、伴体弱、四肢关节痛、纳差、腹胀、心下胸脘满闷、生气发急等有表里证。

5. **老年食欲减退**：一般来讲，老年人食欲都不及青年人，胃口不佳，活动也少，我们看到很多老年人心情不好，木郁土壅，纳食不佳，情绪低落，用此方有效。此方中的麻黄不可或缺，麻黄宣肺、解表、散寒，开郁也健胃，增进食欲。此方安全可靠，走表入里，具有可开可合、可散可补之功。补而不腻，香而不燥，散而不伐，适合老年体质状态。

6. **怪病**：比如有人偏头痛而半个颜面抽搐，自觉有风自皮下串走，游走不定。有人身体某局部热如掌大或麻如掌大，冷如掌大，或在躯干，或在四肢。有人自觉"背冷如掌大"，背热如背火炉。有人自觉气从少腹上窜胸中，类奔豚气，现代医学仪器查不出什么病来。也许这些人果真有病，但尚未暴露出来。或许就没有什么病，只是神经精神方面出了毛病，用此方治之大多症状减轻。

用五积散的指征是，全身不适，拘紧或发热恶寒，四肢关节疼痛，头闷胸脘满闷，口干不渴，倦怠无神，舌苔厚，脉弦、滑、紧，表里内外都有症状，虚实夹杂。

十五、临证组方技巧杂谈

方剂是中医治病的武器，对开处方持什么态度，自古以来就有不同的意见。在《黄帝内经》中记载了八张方子，其药味都不多，可谓小方。《内经》毕竟是言理论的书，方剂在其中所占比例微乎其微。而《伤寒论》和《金匮要略》才是以言治病方剂为主的书，其中有一两味药为一方者，也有十多味药为一方者，有大方有小方。因为古人所创方剂不能尽数治好今病，故而后世有人就不得不另造新方。尽管名医们自造了数以万计的新方，也还是"死方活病"不相宜。当遇到一个疑难病时，医者还是恨方少，不得不重组新方。对于一种病，有人组一大方，有人组小方。就有人说大方杂乱无章，不中肯綮，小方药少力弱，杯水车薪。也有人说大方小方治好病就是好方。

我在河北唐山实习期间，曾目睹当地一位颇有名气的老中医治病，其见到女病人处方上先写四味药归芎芍地，见到男病人同样地写四味药参术苓草，然后视其为何病再续别药。如此组方也照样有效，回头病人还不少。在我这地区也见一位中医，所不同的是他不论男女，都先写柴芍枳草，然后根据病状添加药味组成一方。求其治病者云集，一时车水马龙。我还见一位更具传奇色彩的中医，此人个性鲜明，20世纪50年代末，就自立门户开业诊病，走巷串户也算郎中，方圆数百里，名扬四方，自然在"文革"中受尽苦难，矢志不改初衷，自由自在我行我素。治病处方特大，二三十味药为平常事。我问其缘故，先生直言，"我要补气时，用人参四君子汤配合代赭石引领直达下焦丹田之处（其实张锡纯用过）。我治肝病也与他人有别，用柴胡剂舒肝（指大小柴胡汤之类），用六君子扶土，用沙参麦冬汤滋其肝用，用三黄（黄芩、黄连、黄柏）泻其子。这样方子肯定会大，药味就多而众。他有他的道理，也有他的疗效，患者接踵就是明证。此公常治疑难杂证，挽狂澜于即倒，其应手之效使同行目瞪口呆。近贤有为科研计，制方较小，三五味一方，药独力专，直达病所，经济实用，符合简、便、廉。也有些治肿瘤的专家所处之方特大，用参芪扶正，用桃红活血，用白花蛇舌草、半枝莲解毒抗癌，用虫类如蝎、僵蚕通络，再加引经药，如病发于头部则用血腑瘀血汤参与其中，病发于腹中则用柴胡剂，发于骨则合六味地黄汤等等，洋洋数十味药，方可谓大。因为病大毒深，药物也必须具备同等力气，否则难以与病邪相抗衡，势必行成螳螂之作，也在

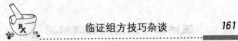

情理之中。还有在西医理论指导下用药组方的，如治过敏性哮喘，因为其过敏方中就用有脱敏作用的防风10克，荆芥10克，蝉蜕10克等。因为气道有痉挛，方中就选射干10克，地龙10克，全蝎10克解痉。因为该病有细菌感染，故方中选用双花20克，连翘20克，板蓝根20克，鱼腥草20克抗菌。因为有痰阻，故用贝母10克，橘红10克，土茯苓20克，苏子10克等祛痰。因为该病人免疫功能下降，故方中又选黄芪30克，淫羊藿10克，生地10克，白术10克等调节免疫的药物。还可加些减轻肺水肿、减少肺瘀血的药如葶苈子10克，大黄6克等。这样组方药味也二三十味，毫无君臣佐使可言。那么，临床疗效如何呢？经我多年试验，这样的方子比传统方治疗本病效果要好。用西医理论立方者远不止此，这里仅举一例而已。用传统眼光看，实在不伦不类，实属无方之方，不得已而为之吧。

十六、浅谈中医治法

　　古人总结出八法，即汗、吐、下、和、温、清、补、消。还有补不足、损有余，扶正祛邪，纠正偏盛偏衰以求阴平阳秘，总的意旨是求得机体的平衡。亢则害，承乃制，制乃生化。人体犹如天平，不可偏移，一阴一阳为之道也。治病的过程就是找平衡的过程，寒者热之，热者寒之，虚者补之，实者泻之，必先五胜，疏其血气，令其调达以至和平。能知水火相胜意，化寒变热理何难。不平衡则是病。治病求和平。谨守病机，各施其属，有者求之，无者求之，虚者责之，盛则责之。水不足者是火之有余，水之有余是火之不足，壮水之主以制阳光，益火之源以消阴翳。都说要纠偏，这些都是中医的治病思想，还有左病治右，右病治左，阳病治阴，阴病治阳，上病取之下，下病取之上，都是同理。如治疗一咳嗽病人如见其舌红无苔，干咳少痰，口燥咽干知是肺阴不足，治用养阴清肺法。如见舌淡苔水滑，咳则吐稀泡沫痰涎，知其有痰饮用温化痰饮法。若舌红苔黄厚腻，痰黄热盛，知是火之有余，治用清热化痰法，病可迅速好转。再如腹痛病人，如按其腹部软而凹陷，压之无抵抗者是虚，治用补气温中。反之如大腹如鼓，按之坚硬拒按，知其有余，治当用导实泻下法去其有余邪气。如见一五大三粗，面红目赤，大腹皮紧，二便闭而不畅，无论其患有何病，总应想到其体内邪盛，治当去其有余，参归胶腻之物肯定不可轻投。反之见一形单影只，瘦弱倦怠，面黄肌瘦之人，知其不足，硝黄总不合宜。不能只认病不认体，更不能见病不见体，要知偏之所在，才好有的放矢。

十七、对《素问》中某一条文的理解和运用

对《素问》中"夫年长则求之于腑，年少则求之于经，年壮则求之于脏"的理解和应用。此经文王冰注说："年之长者甚于味，年之少者劳于使，年之壮者过于内，过于内则耗伤精气，劳于使则经中风邪，甚于味则伤于腑，故求之异也。"

此段经文在临床中怎样运用，本人因孤陋寡闻所见文献资料不多，只是管见与同道切磋。老年人患腑病多确是事实，如脑为元神之府，老年多头脑眩晕、昏、闷，脑为痰火瘀血填塞充满，脑髓消空，清气少而浊气盛，此其一也。七窍闭而不通，如耳鸣耳聋，眼花内障，口不知味，小便淋漓，大便秘结，都为老年之常见病。胸中为心肺之腑，宗气出入之地，老年期"阴占阳位"，至使胸闷气塞为痹为痛。膀胱为六腑之一，老年气化不利，行成癃闭害。大肠不利，糟粕不排，以至于排大便成了老年一大重要事情。综上所述，足可见老年人以腑病危害最大，治之当然先取于腑。

年壮则求之于脏，脏者五脏也，即心、肝、脾、

肺、肾是也。假如以心为例，中年人正是干事的年龄，劳体劳心，操心费力之事故多，过之则伤心，心主神明，又如肾者主水。生髓通于脑，主生殖。壮年正值生殖期肾自然重要得多，房劳则伤肾，肾病也多，肾病不能生殖当然是大事。肝、脾、肺也同等重要，有病则是大病。"五脏者藏精气而不泄也，故实而不能满，六腑者传化物而不藏也，故满而不能实。"壮年务求其精满，老年务求其腑畅。中年人全在五脏之健康，否则难以胜任重多劳作，创造财富，生儿育女。

在治法上，壮年肾无实证，肾无泻法，老年期如补肾则易犯实实之鉴；壮年之时归脾汤，左右归为常用者，年老则不然，这些方用后易出现壅塞现象。

那么年少则求之于经，又当如何理解和运用呢？王冰说少年风中经络，按这种说法应当关节病多，临床中关节炎发病率青少年与成年人差别不大。青少年正在成长发育，长筋骨阶段，形气未充，在生理和病理与成人有别，治法上自然也不相同。近些年来我在临床工作中，遇到青少年病，在用药时着眼养与疏。如曾治一14岁少女头痛，先用过羌防、川芎、细辛等无效，后用过龙牡、羚羊角、钩藤等也无效。后想到此条经文，我用归脾汤加川芎，赤芍而治愈。又一患腹痛患儿，6岁，着凉，吃饭冷等腹痛便发作，用黄芪建中汤而愈。

我们知道这些，在治病中除考虑因人而异外，还当知道因龄而异。也知道各种年龄段的人好患什么病，治疗方向在哪里。

以上这些仅是本人粗浅见识，肯定还有深刻道理存在，有待高人道清吧。

十八、提高中医疗效的一些方法

（一）辨证论治与专病专方结合

我主张辨证论治与专病专方相结合，有人说，中医的精髓在辨证论治，离开辨证论治也就无从谈论中医的优势。一个辨证论治，把初学者和西学中者搞得丈二和尚摸不着头脑，云天海地谈辨证，让人觉得深不可测，辨证论治确实是中医治病的法宝，但也确实不是万能的。而且有不可不知的缺点。对于现时的很多疾病的论治，单凭辨证论治这一着就显力不从心，所以还必须加上专病专方专药。还必须讲中西结合，否则疗效就提不高。如治疗肿瘤、肾炎、红斑狼疮这些疾病，当病人无证可辨时你怎么办？如胃癌患者无论你辨出为何证，在一般辨证指导下用药难以取得疗效。不仅如此，病情还会日重一日。又如治红斑狼疮，用中医传统辨证用药疗效不好；我们有西医理论指导。知道该病是一组什么样的疾病，然后在两种理论指导下，开出的处方疗效就提高。我曾治一例红斑狼疮，尿蛋白＋＋、闭经，用一般补肾阴，调冲任治疗无效。用附子 10 克，黄芪 30 克，生熟地 15 克，土大黄 10 克，鬼箭羽 20 克，黄柏 10 克，丹参 20 克，当归 10 克，双花 20 克，秦艽 10 克，防风 10 克，川断 15 克，芫蔚子 15 克，丹皮 10 克治疗，蛋白尿消失，月经来潮。

徐灵胎说："一病有一病之专方。"《金匮》中就有很多治专病的方，也就是辨病施治的问题。秦伯未先生用黄芪建中汤治胃溃疡，经临床证实，用该方再加抗酸药，如乌贼骨、瓦楞子，再加活血理气药，确实比一般辨证新方疗效好。又如施今墨先生治疗糖尿病恒用的几个对药，就是辨病和辨证相结合的产物，他的对药是黄芪、生地、苍术、元参、山药等，确实有很不错的疗效。

（二）先辨病后辨证

这里说的先辨病指的是先辨西医的病，后辨证，指的是辨中医的证。这样做的第一好处不至于误诊，如不辨病无法区分肺癌和肺炎。一个胃溃疡，反复发作多年，有可能恶变，不用胃镜检查一下，很有可能把胃癌误诊为溃疡，我们有过血的教训，但也不能见病不见证。

（三）熟读经典著作

四大经典要熟读，有些重要章节最好能背会，熟烂于心融会贯通。有些名言警句所谓一言九鼎的名句，则要常挂嘴边，如《内经》中的病机十九条、阴阳论、脏像论等。《内经》是中医的理论灵魂，指导思想。《伤寒论》《金匮》是"活人书"，重要条文必须背会，如六经提纲证和重要方剂的条文等。前人说，此二部书是"看家书"当然还有《温病条辨》等温病专著，不读则不能做一个左右逢源的中医。

（四）多读医案

有人说读医不如读案，有一定的道理。叶天士医案培养了无数名医。医案作为榜样，我们可以照猫画虎，最好是古代医案和近贤医案都读才好。

十九、对阳痿的再认识

（一）手淫是否引起阳痿

大量男性病专家把阳痿分成两种，即器质性阳痿和功能性阳痿。功能性阳痿属精神因素引起，器质性阳痿才是真正的阳痿，后来有专家又发现精神性阳痿患者其体内的微量元素、植物神经系统、神经血管系统也有异常现象。故认为单用心理疗法不一定是精神性阳痿的主要治法或唯一治法。总之，我发现无论哪种原因引起的阳痿，都是一个非常复杂的疾病。

至于手淫能不能引起阳痿，从中医古籍中记录的情况看，认为手淫引起阳痿或把手淫作为引起阳痿的重要原因。西方的性病学者和我国的西医工作者绝大部分认为手淫不会引起阳痿，中国学者有人认为，手淫顶多引起精神性阳痿，也只是极少数者。中国的中医大夫有一部分人认为手淫引起阳痿，但有很大部分有手淫史的人没有发生阳痿。有手淫史而后来发生了阳痿的病人也有正常的勃起，通过心理治疗等可以正常，没有足够的证据说明手淫引发阳痿。我通过观察和问诊研究了手淫能否引起阳痿，结果我发现手淫会不会引起阳痿关键在最初手淫时精液是否生成，而不在于是否手淫，如果精液形成以前就开始手淫，手淫一段时间后才产生了精子精液，也就是说最初手淫只有射精的动作而无精液溢出（分泌）的人，今后会引起阳痿。而在产生了精液以后才开始手淫一开始即有射精动作又有精液溢出的则不引起阳痿。至于产生精子精液的年龄因人而异，有人在12岁，有人在13、14岁不等。

结论是手淫能造成一部分人阳痿，或说成在未形成精液以前即开始手淫的人，今后会产生阳痿。这种阳痿的特点是，手淫年龄早，最早者在12岁就有开始者。二是阳痿的特点很类似功能性阳痿，在无性行为或无异性的情况下用手淫等方法可以勃起而当与异性接触时即软弱无力，即性交时阳痿。

（二）对中药治疗阳痿的评价

在伟哥没有面世的几千年里，我们全靠中医药治疗阳痿。也确实治愈了不少阳痿患者。就是伟哥面世的今天，也还有大量人用中药治疗该病。但说实话确实中药不比伟哥，但也有用伟哥无效的病例。另外，中药治疗也有伟哥不可比拟的地方，比如中药治疗作用持久，还有强身健体的作用。对于不适合用伟哥的病例，中药还有用武之地。又如长期服用降压药，降糖药引起的阳痿病人，就有用中药的必要。又如伟哥不能阻止早泄的发生，如果一个阳痿加早泄的患者，服用伟哥后阳痿解决了，但早泄依然，加服中药后，早泄可好转或治愈。

（三）比较有效的方和药

第一是六味地黄丸，此药可提高性欲，延长性交时间，增强快感。并可治疗此类病人的腰痛，对勃起也有一定的作用。

第二是金匮肾气丸，此药可改善勃起功能，治疗勃起不坚、不久患者。治阳痿比六味地黄丸疗效高，也治早泄。

第三是人参、鹿茸、各种睾丸、鞭制剂，如三肾丸、肾宝等等，都有提高性欲、提高勃起质量、延长性交时间，增加精液量，增加欣快感的作用。

第四是疏肝解郁法，方药如四逆散、龙胆泻肝汤等对因肝郁引起者有效。

第五是活血通脉法，如用当归、白芍、蜈蚣等药对因瘀血阻络引起者有效。

第六是安神解痉法，如用挂枝加龙骨牡蛎汤，药物有远志、葛根、细辛、郁金等对心因性引起者有效。

以上方药可以治愈一部分阳痿患者，但大部分人停药后病复发，需长期用药。

较有效的药物：人参、鹿茸、海狗肾、蛤蚧，海马、胎盘、淫羊藿。这些药是我应用最多，时间最长的药。这些药有效。此外还有枸杞子、山茱萸、生熟地、蛇床子、阳起石、马前子等也有不同程度的疗效。

我也观察了这些药与伟哥同用后的疗效。大多数病人反应与中药同用有协同作用，表现勃起更坚，性交时间延长等。部分用伟哥无效的病人与中药同用后有效。至于中药与伟哥同用能否减轻伟哥的副作用，我没有更深入研究。

二十、常用的几张验方

（一）紫癜消斑汤

主治过敏性紫癜。

药物组成：黄芪 20 克，白术 10 克，防风 10 克，元参 10 克，生地 10 克，赤芍 15 克，水牛角 25 克，丹皮 10 克，紫草 15 克，徐长卿 10 克，白鲜皮 15 克，蝉蜕 10 克，甘草 10 克，连翘 10 克，青黛 10 克。

水煎服每日一剂，分两次服。

此方是犀角地黄汤合玉屏风散的加减方，治疗过敏性紫癜有良效。无论老幼男女，也无需辨证。此方已成为我院中药房协定处方，见此类患者即开此方。我院皮科、血液科医师已都会开，但他们不知道这些药，只知方名。此方用之都有效。对于血尿、便血也有效，但用治紫癜肾尚未做统计。如果单纯皮肤型，无许配用西药就有效果，对于有尿血、便血者都可运用。最快服用两三剂便见效，无论新久病都可用。

需要说明的是方中水牛角用量须在 20 克以上。如病情特重可用犀牛角，此药昂贵又不易得到。我曾治一位男青年，诊为过敏性紫癜。全身出血、皮红、高烧不退、肢痛、便血、尿血、咳血、牙龈出血几成筛子状，用此方水牛角易犀角加入生地等而治愈。用此方时紫草不可少，用15～20克。还可加入乌梅，若用乌梅，我个人用量在6～10克左右，有人也用到10～20克，一家之言，可作参考之。

（二）胃宁汤1号方

药物组成：陈皮10克，茯苓15克，半夏10克，厚朴10克，砂仁6克，白芍15克，紫苏10克，黄连6克，黄芩10克，香附10克，甘草9克，良姜6克。

主治：慢性浅表型胃炎，也治疗包括反流性胃炎，胃窦炎等慢性胃炎。

看胃镜诊断结果，结合临床症状，就可用此方。吞酸、反酸、口中发酸加吴茱萸。胃糜烂出血加乌贼骨或贝母、瓦楞子等。嗳气频作加旋覆花、代赭石。痛甚病久加蒲黄、五灵脂或百合、乌药。老年体弱加党参或西洋参、红参，疗效甚好。此方是解肝煎合半夏泻心汤的加减方。关于解肝煎治疗慢性胃炎本人在《中医杂志》上发表过论文，已讲到过。此方是改进方，疗效更好，对于辨证水平不高或西学中同仁，此方就很好用，只不过如能辨证施治，疗效会更理想一些，只辨病就可使用，方便用药。

（三）排毒复原汤

药物组成：陈皮 10 克，半夏 10 克，茯苓 15 克，白芥子 10 克，黄芪 30 克，苍术 15 克，厚朴 10 克，大贝母 10 克，黄连 6 克，黄芩 10 克，荷叶 10 克，丹参 15 克，桃红各 10 克，丹皮 10 克，赤芍 10 克，大腹皮 10 克，茵陈 15 克，枳椇子 15 克，泽泻 10 克，川军 5 克，防风 10 克，葛根 15 克，山楂 10 克，决明子 10 克，西洋参 10 克，玉片 10 克。

主治：用于中年男性肥胖者，烟酒过度，动辄汗出，气短无力，腰背酸困疼痛、二便不利，胸脘满闷，头晕胸闷，腹胀、失眠多梦、体重超标。若体检可见有血压偏高、血脂高，甚或血糖高，心电图 T 波改变，前列腺增生，脑血管痉挛，颈椎病、脂肪肝等。无论何种病，见以上诸证，就需排毒复原汤。服此汤后，原有之血压高、血脂高等病都可好转或痊愈。此等病人肥甘厚味，烟酒过度，坐办公室、车出车进，很少出汗，营养过盛。这些人是高血压、糖尿病、冠心病、脑中风的后备军。有人三十来岁，上二三楼喘气汗颜。四十来岁小便不利，前列腺肥大，大便不爽，更不排气。毒气无有出散之路。此等人要想健康一则赶快锻炼，二则服用排毒复原汤。

此方化痰利湿，活血祛瘀，利二便，开肌膝。同时加西洋参扶助正气以利排毒。人参有双向调节作用，一则扶正气，二则解毒气，正气充也可解毒气。方剂很大，但各药所主，自行其道，相互配合，扶正祛邪。因为人到此时非一脏一腑一经一络有恙，往往是一损俱损，脏病及腑，经病累络。痰湿相亲，风火同虐，气滞血瘀，故非众药合而围之不足以祛邪，若单治一脏一腑则顾此失彼。这些人血压高，往往很难用一两种简单的药将血压降到正常，此时用该方治之，血压可很容易用西药降至正常。血脂高当停用降脂药后，在很短的时间内血脂又复升起，用此方后可持续很长时间血脂不升或不用降脂药也可将血脂降至正常。这些人颈椎病、脑血管病、前列腺增生肥胖眩晕等都源于体内垃圾过盛，急需排出体内多余的东西，推陈出新，去宛陈莝。

（四）清血消糖方

方药组成：黄芪 30 克，山药 20 克，生地 20 克，元参 20 克，苍术 20 克，黄芩 10 克，黄连 6 克，葛根 20 克，丹参 15 克，黄柏 10 克，花粉 15 克，石斛 10 克，地骨皮 15 克，三七参 10 克，五味子 10 克，赤芍 10 克，女真子 20 克。

用法：将上药倍量，研细面做成水丸。每服 9 克，1 日 2 次。病重，血尿糖很高，1 日 3 次服。

适应证：二型糖尿病初期，或只见血糖偏高，但无临床症状。可单服此方，无需再服其他降糖药。如果二型糖尿病病情严重，也可于此方配合服二甲双呱或消渴丸即可。也可用治一型糖尿病用胰岛素有低血糖反应者或有胃肠道症状、末梢神经及血管病变者。

（五）扶正定喘汤

防风 10 克，荆芥 10 克，白鲜皮 20 克，地龙 10 克，射干 10 克，葶苈子 10 克，连翘 20 克，土茯苓 20 克，苦参 20 克，沉香 10 克，紫河车 10 克，制川军 6 克，甘草 10 克，银柴胡 10 克，乌梅 10 克，五味子 10 克，黄芩 10 克，路路通 20 克，生地 10 克，青皮 10 克，石韦 10 克，蝉蜕 10 克。

水煎服一日一剂，分两次服。

主治过敏性哮喘。

（六）胃宁汤 2 号方

药物组成：党参 20 克，黄芪 20 克，白术 10 克，茯苓 15 克，甘草 10 克，半夏 10 克，陈皮 10 克，砂仁 6 克，丹参 20 克，鸡内金 10 克，焦三仙各 10 克，白芍 15 克，黄连 4 克，干姜 6 克，佛手 10 克，公英 20 克。

用法：水煎服，1 日 1 剂，分两次温服。

主治萎缩性胃炎。（此方发表于 2002 年《中医杂志》增刊）

（七）消斑美容汤

药物组成：党参 15 克，白术 15 克，茯苓 15 克，甘草 10 克，当归 10 克，川芎 10 克，生地 10 克，白芍 15 克，丹皮 15 克，川断 15 克，麻黄 6 克，香附 10 克，柴胡 10 克，丹参 10 克。

用法：水煎服 1 日 1 剂分 2 次温服，或将上药加 2～3 倍量做成蜜丸九克重，1 日 2 次，1 次 1 丸。

主治中年妇女面部黄褐斑，属肝郁脾肾两亏者。

（八）强膝消肿汤

药物组成：黄芪 20 克，当归 15 克，熟地 15 克，白芍 20 克，甘草 10 克，牛膝 10 克，追地风 10 克，千年建 10 克，薏米仁 20 克，木瓜 10 克，乌蛇 10 克，淫羊藿 10 克，独活 10 克，骨碎补 10 克，蚕砂 10 克，蜂房 15 克，苍术 10 克。

水煎服一日一剂，分两次服。

主治老年双膝关节肿痛骨刺，活动受限。

（九）解郁安神定志汤

药物组成：陈皮 10 克，半夏 10 克，茯神 20 克，甘草 10 克，郁金 10 克，菖蒲 10 克，竹茹 20 克，枳实 10 克，枣仁 30 克，淫羊藿 15 克，西洋参 10 克，黄连 6 克，肉桂 4 克，焦山栀 10 克，五味子 10 克，远志 10 克，龙骨 20 克，牡蛎 20 克。

水煎服一日一剂，分两次服。

主治：精神抑郁症。

（十）清消鼻风汤

药物组成：防风 10 克，荆芥 10 克，苍耳子 10 克，辛荑 6 克，白蒺藜 10 克，连翘 10 克，双花 15 克，板蓝根 15 克，苦参 10 克，白鲜皮 10 克，黄芩 10 克，路路通 10 克，藿香 10 克，甘草 6 克，白芷 10 克，黄芪 20 克。

水煎服一日一剂，分两次服。

主治过敏性鼻炎。

二十一、医案部分

（一）精神分裂症

李某某　男　16岁　学生　初诊日期2001年10月11日

其母领来看病，母代述因与老师发生口角，学习成绩下降已半年。近来在家不言不语，不主动到学校。查见其体瘦，面无表情，呆板样，两目怒视，不认为自己有病，不愿看大夫。诊脉时不情愿。其母说有3～4天彻底不眠，到处乱跑，夜不归宿，其父认为黑社会所为。患儿不反抗，尚可听大夫的话。脉弦紧数，舌红、苔黄。

诊为狂躁症，肝郁化火、火乱神明；痰火阻滞、神不守舍。治当疏肝清火，祛痰定神。

方药如下：陈皮10克，半夏10克，竹茹15克，柴胡10克，枳实10克，白芍20克，龙牡各20克，礞石20克，川军10克，茯神15克，甘草10克，大枣10克，水煎服三剂，1日一剂分2次服。

二诊：10 月 14 日。

药后已能入睡，自觉和家人配合，面已有表情，能主动和大夫交谈，大便一日 2～3 次。原方加黄芩 10 克，续服三剂。

三诊：10 月 17 日。

已能安静在家，每夜睡 5～6 小时，时有惊醒。原方加枣仁 30 克三剂而愈。

治后总结：精神分裂症、躁狂症用泻下法有效，能配合礞石效更好。用中药越早效果越好。

（二）食道平滑肌瘤

李某某　女　49 岁　初诊时间为 2002 年 3 月 24 日

经胃镜诊为食道平滑肌瘤。患者突然感吞咽困难，胸骨柄后有堵闷感，吃硬食物时下咽有疼痛感，别无异样。诊其脉弦滑，舌质淡红，苔薄腻。

痰浊阻滞，胃气不降，治当顺气、化痰、软坚、降气。

方药：半夏 10 克，厚朴 10 克，苏子 10 克，枳壳 10 克，焦三仙各 10 克，柴胡 10 克，茯苓 15 克，甘草 9 克，三棱 10 克，莪术 10 克，旋覆花 10 克（包煎）。

水煎服七剂，一日二次服。

二诊：吞咽已不堵，胸中微感不适，舌脉无变化，原方去枳壳加白术 10 克，干姜 10 克，续服七剂。

三诊：吞咽顺畅，胸中无所苦。将上方加 3 倍量制为蜜丸服用 1 个月后，复查胃镜食道正常。

治后反思：食道平滑肌瘤少见，有恶变倾向。该例用中药治愈后 5 至 6 年没复发，看似不可能事变为可能。

（三）慢性淋症

宋某某　女 32 岁　医院护士　初诊时间　2001 年 6 月 10 日

小便不利、时痛、尿频、尿急、腰困痛、小腹不适、时好时发。用遍西药，用药时症状消失，停药即复发，苦恼异常。诊时所见：其体健、饮食、睡眠正常。尿检、尿培养无任何阳性所见。舌质红，舌苔白腻，脉沉滑。慢性淋症，肾气不足，湿热不去，气机不畅，开关不用。治当调补。

方药如下：大小蓟各 20 克，石韦 15 克，车前子 20 克，土茯苓 30 克，金钱草 20 克，白芍 20 克，五味子 10 克，黄柏 10 克，小茴香 10 克，黄芪 30 克，木香 10 克，乌药 10 克，焦山栀 10 克，桑螵蛸 10 克，金樱子

10克，滑石10克，甘草10克，苍白术各10克，西洋参10克。

水煎服七剂，1日2次。

二诊，服药后诸症消失。为巩固疗效，将上方加3倍量制成蜜丸续服1个月而痊愈。

治后反思：慢性泌尿系感染的病人，有些可查出淋球菌，依原体和支原体，这些属性病。有些则查不出致病菌，只有症状，治疗非常困难。我体会必须攻补兼施，通收结合，否则无效。无论体质怎样，只要病程很长，人参、黄芪都要用，同时土茯苓、公英也用。

（四）类风湿型关节炎

孙某某　女　60岁　农民　2001年10月9日初诊

周身关节僵痛一个月，以四肢小关节疼为重，气候变化时加剧，四肢关节有明显晨僵现象。查见双手关节轻度变形、肿胀、不红，类风湿因子阳性。诊为类风湿型关节炎。舌质淡红、苔薄黄、脉紧。

处方如下：羌独活各10克，麻黄10克，防风10克，蝉蜕10克，川草乌各10克（先煎1小时），赤白芍各15克，生熟地各30克，甘草10克，当归10克，地龙10克，忍冬藤30克，石膏30克。

水煎服七剂，1日一剂，分2次温服。

二诊10月16日：服药后诸骨节疼痛减轻，发僵也好转，原方续服七剂。

三诊：药后出汗不多，与平时无两样，大便日1～2次。原方续服七剂。

四诊：关节疼痛轻微，晨僵基本上控制。原方加淫羊藿10克，露蜂房20克，桂枝10克，银花15克，续服七剂。

五诊：出汗较多，关节已不痛，只是不适，原方加黄芪30克，蚕砂10克，续服七剂。

六诊：患者要求服用丸药。

处方如下：淫羊藿30克，川草乌各30克，桂枝40克，蜂房50克，乌蛇15克，炮山甲30克，蜈蚣20条，制马前子30克，制乳没各30克，甘草30克，生地50克。

一剂共研细末，炼蜜为丸9克重，1日3次，1次1丸。服用2个半月来告，诸症消失，化验正常。

治后反思：该例类风湿，方中每日用麻黄10克，连续用一个月，患者出汗并不多，仅在用二十几天后才开始出汗，北方人对麻黄的耐受能力很强。用生熟地每剂共60克，不见其腹泻，我最多用过每剂90克，病人有腹泻，加用焦三仙后泄下大为缓解，看来地黄滑肠也因人而异。其三，用川草乌可以止痛去寒对该病有效，但如果病人有热，用起来就怕助火势，加用石膏、银花等可以解决些问题，内经中说用热不远寒是也。

（五）前列腺癌

王某 男 65 岁 农民 已婚 1999 年 10 月 28 日初诊

CT、B 超等确诊为前列腺癌，膀胱转移。患者不愿手术治疗，经熟人介绍服中药。来诊时所见：小便不利、淋漓不尽、尿痛、尿急、有时尿血、下腹部阴部疼痛、腰痛。面色发黄体瘦，精神不好，自觉阴部有潮湿感。舌脉无特殊。

处方如下：白术 15 克，茯苓 15 克，车前子 20 克，刘寄奴 20 克，三棱 10 克，莪术 10 克，赤芍 20 克，丹参 20 克，海藻 20 克，昆布 20 克，山慈菇 15 克，灵芝 20 克，元胡 10 克，蒲黄 10 克，滑石 20 克，小茴香 10 克，大贝母 10 克，木香 10 克。

水煎服七剂，1 日 1 剂，分 2 次服，

10 月 20 日二诊：患者面部已有红润之色，精神好转、健谈，自述和服药前相比，就如好时候一样。小便已通利，吃饭睡眠都有好转，信心大增，原方续服

七剂。

三诊后诸症若失，用原方加减进退治疗凡三年余，治疗期间病人仍能从事一般农田地生产劳动。

治后思考：中医药治癌症有效人所共知。这例晚期前列腺癌病人用中药坚持治疗存活 4 年之久，更证实中药治癌症是大有前景的。此例记录较详细。我在临床中还治疗过晚期肺癌、肝癌等，都达到延长寿命，减轻痛苦的目的。

（六）三叉神经痛

刘某某　男　88 岁　老红军

患三叉神经痛一年余，于 2004 年 10 月 22 日初诊。

患者自述右侧头、面、眼、牙齿疼痛发作性火灼样刺痛难忍，痛不欲生。做过三叉神经阻断治疗无效，来求中医治疗。

疼痛日发作数次，不能吃饭、睡眠，放电样剧痛，并伴有五心烦热，夜不能寝，痛时需服曲马朵强力止痛药方可缓解一些。舌红少苔，脉弦紧，神清能扶杖而行，二便自调。

处方如下：当归 10 克，川芎 10 克，白芍 15 克，生地 10 克，黄芩 10 克，黄连 3 克，黄柏 10 克，焦山

栀 10 克，丹参 10 克，葛根 20 克，白芷 10 克，全蝎 10
克，白僵蚕 10 克，白附子 10 克，蜈蚣 2 条，钩藤 20
克，甘草 10 克，徐长卿 10 克。

水煎服五剂后痛止，患者不愿再喝汤药，随停止
治疗。

三个月后病复发，患者家属扶来就诊。老人讲上次
服五剂痛止后没再吃药，很后悔当初没有再多吃几剂，
致使病犯。又续开原方五剂，病又痊愈。此后 2 年中
间，只要病发就用此方只服五剂痛止。

治后思考：该患者存在阴亏炽热，故用滋阴清热，
对症用药后还的对病，对病则用牵正散。另用些入阳明
经的药，如白芷、葛根，还有对病药徐长卿。病因、病
症、病机都考虑到，这大概是之所以取效的原因吧。

（七）肝硬化腹水

唐某某，男，70 岁，2004 年 3 月 5 日初诊。

患者住老干部病房，确诊为肝硬化腹水。双下肢水
肿，其人体瘦，多处有蜘蛛痣，面红赤，神清，尚能自
己走路，饮食尚可。肝脾肿大，腹水中度。

舌红无苔，脉弦紧。诊为肝肾阴亏，癥瘕积聚，血
水凝滞，腑气不通。

处方如下：沙参 10 克，麦冬 10 克，元参 10 克，熟地 10 克，鳖甲 10 克，龟板 10 克，茯神 15 克，牡蛎 20 克，白芍 15 克，葶苈子 10 克，五味子 10 克，车前子 10 克，白术 10 克，丹参 15 克，桃红各 10 克，黄芪 30 克，鸡内金 10 克，玉竹 15 克，砂仁 5 克，黄精 15 克。

水煎服 1 次 200 毫升，1 日 2 次。服药 10 剂后，腹水消退，双下肢已不肿。

此后将此方制成蜜丸，一天二次，每次一丸，共服半年，患者可正常生活。2005 年又服用 2 个月此药，一年没有复发。2006 年也照样服用此方 2 个月，一年没有住院。

治后思考：肝硬化腹水病人，要解决排水问题就得用利尿药，如葶苈子、车前子、泽泻等。但利之过分，则伤正气，又需用黄芪、白术给扶正气。该例病人显现阴亏像，利水尤难。又必须给滋阴软坚。证明中药入内后，各行其道，互不掣肘。

（八）舌咽神经痛

程某某　女　47 岁　1997 年 4 月 10 日初诊

患者因舌、口腔咽部发作性剧痛，放电烧灼样痛 3

个月，赴京在某大医院确诊为舌咽神经痛。属少见病，因西药无好办法，回当地疗治。

查见患者中等体态、神清，面容尚可，舌、口腔、唇时有疼痛，放射至咽喉部后颈不适，别无所苦。舌脉无特殊，舍脉存症。

处方如下：白僵蚕 10 克，蝉蜕 10 克，白附子 10 克，白芍 30 克，徐长卿 10 克，白术 15 克，茯神 15 克，全蝎 10 克，苏子 10 克，橘红 10 克，桃红各 10 克，五味子 10 克，威灵仙 10 克。

水煎服七剂，1 日 2 次，分 2 次服用。服七剂后二诊，舌、口已不再疼痛，原方续服七剂病告愈。一年后患者因上感来诊，告知病没有再复发。

舌咽神经痛的病人很少见，治疗也仅此一例，录于此供参考。

（九）胸主动脉夹层动脉瘤

杨某某　男　52 岁　蒙古族　已婚　干部

1998 年 7 月 4 日初诊，患者在吃完中午饭后即感到心口胸后疼痛，自己服些藿香正气水等，心口痛不但没有停止反而越发加剧。急送往医院经查血压，收缩压 200、舒张压 100 毫米汞柱。经 CT 查证实为胸主动脉瘤。当即送往重症监护病房。因我院无为其做手术的条件，只好等待时机转院治疗。三天后血压下降，但心胸痛不缓解。因我与患者素相识，故请我为其用中药治疗。因为没有治该病的经验，自认为不会有效，为满足患者要求开血腑逐瘀汤原方加元胡给服用。谁知该患者服药三剂后痛即减大半，六剂后竟痛止。他违背医嘱自己在晚上下床走动，走动自如。西医大夫觉得奇怪，问其原由，才告知其服用中药。心内科大夫并向我讨要处方，无奈告其方为血腑逐瘀汤。当然该患者在 1 个月后还是在北京阜外医院做了手术，至今健在。

有了这一例后，在 2002 年 3 月又一例腹主动脉瘤患者，男性 58 岁，此患者因同时患有冠心病，脑梗而被误诊近半年之久。在诊出该病后，因不能做手术治疗而求助中医，我同样给开血腑逐瘀汤原方加元胡服用，同样收止痛之效。

仅此两例在此写出，希望能引起同道对该方治此病的重视。

二十二、几种保健功练习方法简介

（一）男女练珠乳功

　　男子练珠，女子练乳。所谓珠指男性的睾丸，男子练珠指保健睾丸，通过保健睾丸达到强身健体的目的。乳指乳房，女子通过保健乳房而健体。睾丸是男人的标志，所谓命根子是也。男人没有了睾丸就不能生儿育女。出家人有练铁裆功者，即用一根棍子捶打自己的阴部，也就是裤裆部位，当然捶打的地方是阴茎和睾丸，使其坚硬耐碰打。当对手从阴部下手时，不至于弱不经踹。也互相对踢对方的裤裆处，通过锻炼，睾丸坚硬如石，犹如铁弹，自然健康。所以也称"铁弹功"。也有人向阴囊处系一根绳子，绳的下踹拽上重达几公斤的物品，先由下蹲姿势然后站立起来，将睾丸连同阴囊一起向下拽，每日练蹲下站起数次。强者可拴上几十公斤的重物，不但可以站起而且还可以向前走动。当然，练此功要循序渐进，因人而异。有一位当护士的女士每日为丈夫搓揉睾丸，结果使多病的丈夫变成一个壮汉。方法是一手手心向上，一手手心向下，挟着两个睾丸左右来回地搓揉，一次 100 下。作此动作之前，先将双手搓揉热，然后进行。自己给自己练也可采用此方法。也可用单手向下拉拽睾丸。用力要由轻到重，先轻轻进行，过用力则引起疼痛，以免损伤睾丸，达不到锻炼的目的。这样练的好处是促进睾丸血液循环。改善睾丸的新陈代谢，雄激素的分泌是否增多，我没有研究，从文献上看，男子的性功能确实可以增强，体质状态也有改善。通过练此功个别男人的酒糟鼻，还可有所好转，其中原理待考。

女子的乳房怎么练呢？也是用手搓揉抚摩。最好由异性进行，当然婚后女子可由丈夫为其进行，未婚女子可自己用双手来回搓揉抚摩。不论时日，有空闲时间，有好环境则可以进行，如临睡觉和早晨起床前进行。可以保持乳房丰满，并促进乳房健康，不致有乳腺增生。抚摩乳房是否可以减少乳腺增生的发生乃至于减少乳腺癌，我们实在没有证据。因中国人保守，调查有乳腺增生的妇女，问其丈夫是否经常抚摩其乳房，无人愿意回答，这还都是在朋友们之间调查，至于生人就此事连问都不能问。使这一问题无法搞个明白，有不少农村妇女甚至乳房有病，难以启齿找医生，更不愿让男医生看和摸，误诊不治者大有人在。我们主观上认为异性经常抚摩乳房肯定对健康大有益处，至于机理待后人研究吧。

（二）保元气功

小便时咬紧牙关；这在很多保健书中都有记载，一般是大人将此保健密绝传给下一代，代代相传的。现在保健传媒普及，甚至这一做法在电视剧里也出现过，知道而效仿的人就多起来。做法就是每当小便时，就将上下牙咬紧。这一做法很简单，贵在长年坚持永不间断。虽然一年半载看不出什么效果来，相信成年累月潜移默化功力自然显现。

原理之一，小便时如不咬牙关，在便完后全身往往出现寒战样抖颤，这一现象在寒冷时更突出，相信许多男人都有此经历。而咬紧牙关小便时则不出现此现象，阳气不足才寒战以取暖。

原理二，当膀胱充盈时，阴茎易勃起，如黎明时分，男性阴茎在此时勃起。有些性学家认为最好不要在小便完后即刻性交，因此时阴茎勃起不坚，很多过来男性也都有此现象，证明阳气随小便有外泄的可能。

原理三，一些危重病人在临终前，小便自溢，如心肌梗塞、脑出血脱症病人，阴阳离绝，阳绝而小便外溢。阳固而阴藏，阳气者守而不走，若走而不守，则阴竭而阳绝。

（三）每早起床饮一杯盐凉开水

一位八旬老中医告知我说，他保健的密招是每天早上起床后马上喝一杯凉的盐开水，开水放凉，在放入少许盐，喝出淡淡盐味最好。要领是必须在小便前，而不是小便后，所谓先入后出。此公活到八十多岁这是我所知道的如此保健的第一人，第二人是一个八十几岁的脑瘤患者，他也有此爱好并用了几十年，因脑子里长了一巨大肿瘤来医院看病，他的肿瘤占据了他三分之一的脑壳，居然全无症状，当然后来还是死于此疾。我本人也坚持此一习惯，凡二十五六年，测血压、血脂、血糖等都在正常范围。

原理是元气出自下焦，丹田为元气所在，火与元气不两立，少火生气，壮火食气，小便为浊气。排尿为气化使然，阳气主施气化，先入为壮阳之举，然后再排泻不伤阳气。清者自留，浊者自走。

（四）用凉水冲澡

最好是每天早晨起床后即用凉水冲澡。水温和冲洗时间因人而异，如果你是初次或开始时间不长，你可将水温控制在自己可以忍受的程度。时间可短些，2分钟、3分钟都可以。如果练了已经很长时间你可将水温调低，时间也可适当延长，当然水温越低越好。这如同练冬泳，也要循序渐进，水温由高到低。一般水温在5～20度即可，不能每日坚持，隔三差五进行也可以，都能达到练体的目的。凉水冲澡的好处是可以预防感冒，强身健体。一代伟人邓小平同志从年轻时即开始这种锻炼，直到他六十几岁。凉水冲澡后起初全身血管收缩，冲完后血管扩张，促进了血液循环，改善皮肤的血液灌注，增强人体对冷热的调节能力。皮肤的健康与否决定着人的抗病能力，我本人坚持数年，寒暑未曾间断，一年四季很少感冒，原有的扁桃体经常发炎，肿大，也痊愈了，扁桃体恢复了原状。原有的腰椎骶化、腰肌劳损引起的腰痛也痊愈。夏天不怕热，而冬天不着寒。